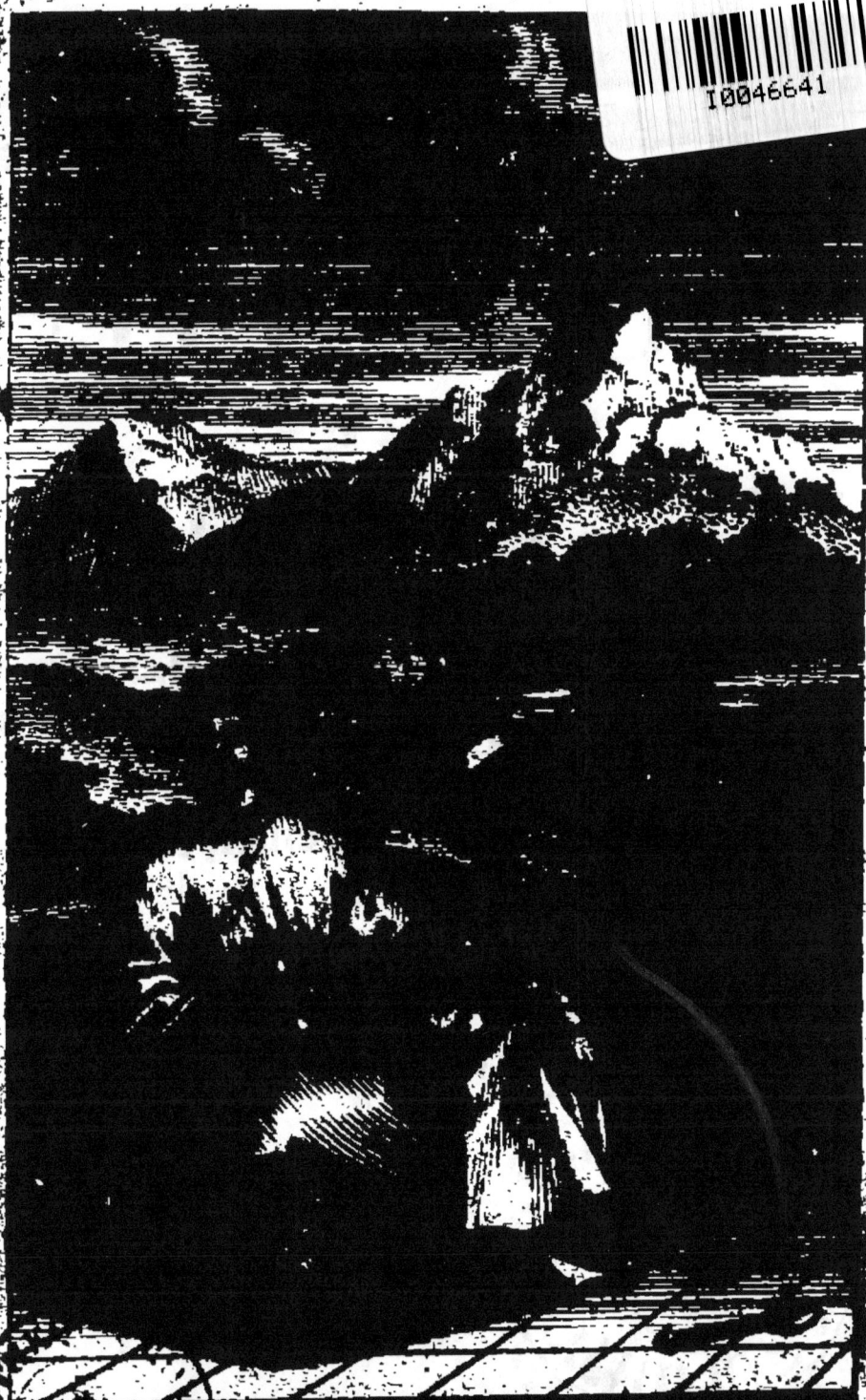

Chinois cueillant les fueilles,
et buvant la liqueur de Thé.

LE BON USAGE

DU THE'

DU CAFFE'

ET

DU CHOCOLAT
POUR LA PRESERVATION
& pour la guerison des
Maladies.

Par Mr de Blegny, Conseiller, Medecin
Artiste ordinaire du Roy & de Monsieur, & préposé par ordre de sa Majesté,
à la Recherche & Verification des nouvelles découvertes de Medecine.

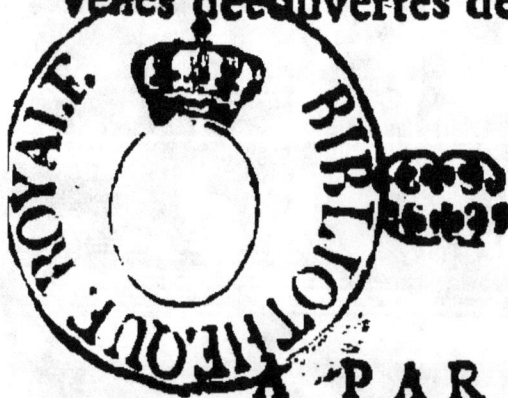

A PARIS,
Chez Estienne Michallet, ruë
S. Jacques, à l'Image S. Paul.

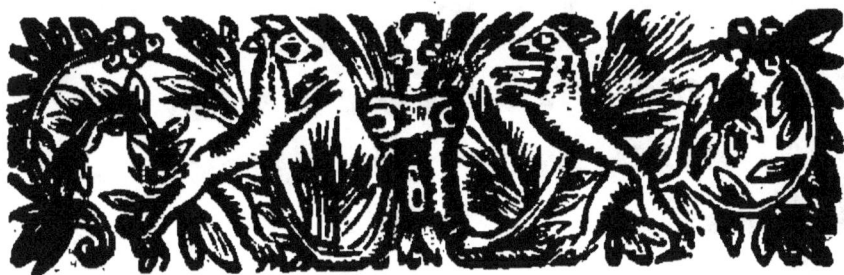

A MESSIEURS
LES DOCTEURS
en Medecine des Facultez Provincialles & Etrangeres, pratiquant à la Cour & à Paris.

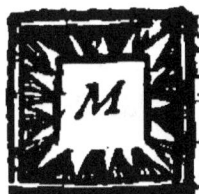

M ESSIEVRS,

Aprés avoir serieusement étudié vôtre excellente pratique, pendant un grand nombre d'années

ã ij

EPITRE.

que je me suis attaché à vous suivre; après avoir tiré de vos judicieux avis & de vos doctes instructions, toutes les lumières dont j'avois besoin, pour meriter l'honneur d'être en correspondance avec vous; enfin après avoir pénetré les rares qualités qui vous rendent venerables à toutes les personnes de discernement, j'aurois beaucoup à me reprocher, si je n'avois pas recherché avec un extrême empreffement, l'occasion de vous rendre un hommage affez publique, pour faire connoître à tout le monde à quel point je vous honore, & combien je suis sensible à la reconnoissance que je vous dois.

C'est dans cette vûë, MES-SIEVRS, que j'ay assemblé quelques parcelles de mes memoi-

EPITRE.

res, pour en former un corps d'ouvrage, & pour vous le confacrer
enfuite par une dedicace tres ref-
pectueufe : peut être que vous le
regarderez comme une production
informe qui a befoin d'être rectifiée dans toutes fes parties ; mais
peut·être auffi que vous formerez
en même temps le deßein de travailler vous mêmes à cette rectification : trop heureux s'il en ar-
rivoit ainfi ! la feconde édition de
ce Livre me donneroit le plaifir
de voir paroître fous mon nom,
un Ouvrage à l'épreuve de toutes
Cenfures, & contre lequel la plus
fevère Critique ne pourroit rien
oppofer.

Ce prejugé que je tiens infaillible, eft fondé fur de puißantes
confiderations : en effêt vous cul-
tivez avec tant de foin les heu-

EPITRE.

reux talens que la nature vous a départis, que ne pouvant avoir de reserve pour vous, elle est contrainte (pour ainsi dire) de se découvrir nuë à vos yeux, de vous rendre les confidens de ses plus secrettes démarches, & de vous faire les dépositaires de tout ce qu'elle a de plus precieux; & comme vous êtes devenus par tous ces avantages, les plus zelés & les plus fermes partisans de la vérité, vous avez eû le bonheur de vous attirer une estime & une confiance si generale, que vous avez toûjours été soûtenus par l'approbation des grands; par les suffrages des sçavans, & par la voye du peuple, contre toutes les attaques de vos ennemis les plus cruels & les plus injustes.

Aussi ont-ils eû dans tous les

temps le chagrin de vous voir
prosperer avec éclat, malgré toutes
leurs cabales & toutes leurs intri-
gues ; car ça presque toûjours été
d'entre vous, que les Papes, les
Empereurs, les Rois, & les autres
Potentats de l'Europe ont tiré leurs
premiers Medecins, c'est cette seconde pepiniere qui en a encore
fourni presque generalement à tous
les Princes & Princesses du sang
& des Cours étrangeres, aux
grands Seigneurs, & aux Camps,
Hôpitaux & armées du Roy : C'est
à cette Republique de litterature,
que le public doit tant d'Illustres
éleves & tant de Livres excellens ;
enfin c'est de cette piscine salutaire
que les provinciaux & les étrangers malades, tirent un secours
qu'ils ne pourroient recouvrer
d'ailleurs, n'y ayant que vous seuls

EPITRE.

qui connoißent leur conſtitution.

Mais pour ne parler que de l'état
preſent des choſes, & ſur tout
de celles qui ſont ſi fort expoſées
aux yeux de tout le monde, que
la malice de vos ennemis s'effor-
ceroit en vain de les cacher;
n'eſt-ce pas d'entre vous que le
Roy, Monſieur, Mademoiſelle de
France, Mademoiſelle d'Orleans,
& Madame de Guyſe, ont tiré
les Medecins qui ſervent actuel-
lement prés de leurs perſonnes,
dans la qualité de premiers, ou
dans celle d'ordinaires, & n'eſtes
vous pas vous mémes ceux à qui
l'on a recours dans le public, pour
ſecourir les malades qui ont été
abandonnés, par ceux qui font
conſiſter toute la Medecine en trois
ou quatre remedes, qu'ils preſcri-

vent ſi indifferemment & ſi dan-
gereuſement en toutes occaſions:
en un mot n'eſt ce pas par vos obſervations & par vos experiences, qu'on a fait tant de découvertes utiles dans l'Anatomie,
dans la Chymie, & generalement
dans toutes les parties de la Medecine, où l'erreur & la confu-
ſion triomphoient, avant les importantes reformations que vous
y avez faites.

Mais quels autres avantages
le public ne tireroit il point de
vôtre part, ſi l'envie ne s'oppoſoit
pas avec autant de paſſion que
d'injuſtice, à vos entrées dans
les lieux où elle a du credit, au
progrez de vos recherches, à l'Im-
preſſion de vos Livres, à vos
conferences publiques, & aux
exercices de charité que vous

EPITRE.

pratiquez en faveur des pauvres : certainement on verroit bien-tôt la Medecine dans ce haut point de perfection si desiré de tout le monde, & si peu recherché de tant de Medecins, qui par une non-chalance punissable, se laissent emporter au torrent des maximes d'usage, & qui par une une barbarie odieuse, oublient ce qu'ils doivent à Dieu au prochain & à eux-mêmes, pour sacrifier à leur avarice & à leur ambition, ceux qui par une confiance aveugle, s'abandonnent à leur fatale & indiscrete pratique.

Mais pour ne pas entrer plus avant dans ce parallele, & pour ne point irriter des gens, dont les atteintes sont toûjours aussi dangereusement que malicieusement premeditées, je dois rentrer dans

EPITRE.

mes premiers mouvemens, pour
vous aßûrer, que personne ne peut
être avec plus de veneration &
plus d'ardeur que moy,

MESSIEVRS,

Vôtre tres humble
& tres obeïssant
Serviteur.

DE BLEGNY.

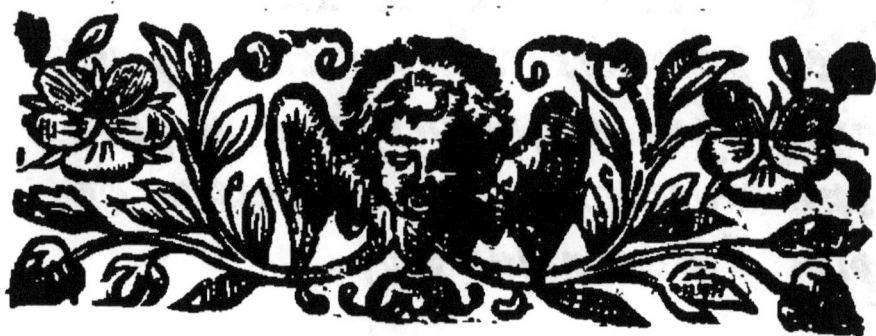

AVERTISSEMENT.

DANS les œuvres de nos Voyageurs, on trouve quelques Chapitres qui traitent separément du Thé, du Caffé & du Chocolat. Quelques uns de nos Medecins & de nos Simplicistes, ont emprunté de ces

Avertissement.

Auteurs, les Relations & les Figures qu'ils avoient données sur ces Matiéres, y ajoûtant même quelques observations Medecinales; & Monsieur Sylvestre du Four Marchand à Lyon, se donna la peine il y a environ quinze années, de donner au Public une compilation de ces relations & de ces observations, qu'il vient de faire imprimer en seconde Edition, ce qui peut passer pour un ouvrage aſſez complet.

Il m'a ſemblé neanmoins que cette matiere n'étoit pas épuiſée, & que du moins elle devoit être examinée & expliquée plus Phyſiquement, c'eſt ce que je me ſuis propoſé de faire, & c'eſt ce qui m'oblige de donner cet eſſay au Public, qui n'eſt proprement que le projet d'une hiſtoire plus complete, à laquelle je ne pourray donner la derniere main, qu'aprés avoir re-

çû

çû des Sçavans, la grace
de me communiquer
leurs obſervations.

Ce projet donc ne doit
être conſideré, que com-
me une ſimple expoſition
des principes, ſur leſquels
je travailleray plus ſe-
rieuſement dans un autre
temps ; mais qui ne laiſ-
ſera pas d'avoir des à
preſent ſes utilités, puis
qu'aprés avoir donné une
idée aſſez diſtincte de la
nature des choſes qui en
font le ſujet, je paſſe juſ-

Avertißement.

qu'au bon uſage qu'on
en doit faire, pour con-
ſerver la ſanté lors qu'on
la poſſede, & pour la re-
parer lors qu'on a eu le
malheur de la perdre. Au
ſurplus on trouvera auſſi
dans cet opuſcule diver-
ſes utencilles & commo-
ditez de nouvelle inven-
tion, qui ſatisferont ap-
paremment la curioſité
des Lecteurs,

AVIS.

L'AUTEUR ne craint pas d'avertir, qu'il travaille actuellement à l'histoire naturelle du Tabac, car quand il seroit prevenu sur cet article, il auroit toûjours dequoy encherir sur tout ce qu'on en pourra dire, aussi bien que sur ce qu'en a déja dit Monsieur de Prade, ayant en main des observations & des experiences qui luy sont absolument particulieres. Cependant il prie les Curieux de luy communiquer celles qu'ils peuvent avoir faites sur cette matiere, sçachant bien qu'un seul homme ne peut pas tout observer sur quelque sujet que ce soit.

APPROBATION
de Monſieur Falconnet, Conſeiller Medecin ordinaire du Roy, Doyen du College des Medecins, & ancien Eſchevin de la Ville de Lion.

LEs Ouvrages de Monſieur DE BLEGNY, ayant eu toute l'eſtime & toute l'approbation qu'il en pouvoit attendre, il n'en doit pas moins eſperer du Livre qu'il a compoſé ſur l'Uſage du Thé, du Caffé & du Chocolat, & ayant eû ordre de Monſeigneur le Chancelier de l'examiner, Nous l'avons approuvé & nous l'avons jugé neceſſaire au public, qui tirera ſans doute beaucoup d'utilité, des nouvelles & curieuſes recherches qui s'y rencontrent, cét Auteur ayant découvert avec beaucoup d'eſprit & de clarté, pluſieurs particularités également importantes pour la ſanté, & agréables pour l'uſage. Donne' à Lion, le 18. Juin 1686.

Signé, FALCONNET.

EXTRAIT DU
Privilege du Roy.

PAR grace & Privilege du Roy, donné à Versailles le 29. Juin 1686. il est permis à Thomas Amaulry Marchand Libraire à Lyon, d'imprimer ou faire imprimer, vendre & debiter par tout le Royaume, un Traité du *Thé, du Caffé & du Chocolat*, composé par NICOLAS DE BLEGNY, Conseiller, Medecin ordinaire de Monsieur, avec défenses à tous Libraires, Imprimeurs, & autres, d'Imprimer, faire Imprimer vendre & distribuër ledit Livre, sous quelque pretexte que ce soit, même d'impression étrangere & autrement, sans le consentement dudit exposant, ou de ses ayant causes, sur peine de confiscation des exemplaires contrefaits, mil livres d'amandes, dépens, dommages & interèts, ainsi qu'il est plus amplement porté par les Lettres de Privilége.

Registré sur le Livre de la Communauté des Libraires &

Imprimeurs de Paris, le 30. Iuillet 1686. suivant l'Arrest du Parlement du 8. Avril 1653. & celuy du Conseil privé du Roy du 27. Fêvrier 1665. Signé,

ANGOT, Sindic.

Ledit Sieur AMAULRY, a cedé & transporté le susdit Privilége audit Sr DE BLEGNY pour en joüir suivant l'accord fait entr'eux.

Imprimé aux dépens de l'Auteur.

Achevé d'imprimer pour la premiere fois le 1. Decembre 1686.

LE

LE BON USAGE
DU THE', DU CAFFE',
ET
DU CHOCOLAT.

PREMIERE PARTIE

Traitant de la Nature, des proprietés
& de l'usage du Thé.

CHAPITRE I.

De la forme exterieure du Thé, des lieux où
on le cultive, & de ses differentes dénomi-
nations.

N donne ici le nom
de Thé, à une peti-
te feüille desseichée
qu'on nous apporte
des Indes Orientales , & en-

A

core à la teinture de cette feüille, dont on fait une boiffon affés agreable par l'addition du fucre. Quelques Auteurs comparent cette feüille à celle du Sumach dont ils veulent que ce foit une efpéce ; mais comme on fçait que la plante qui la produit n'eft qu'un arbriffeau, quelques autres l'ont côparée avec plus de raifon au Piment Royal, qu'on nomme en latin *Chamæleagnus* où *Myrtus Brabantica* ; puifque les fleurs de cét arbriffeau font dentelées, amères, & odorantes comme celles du Thé ; je ne voudrois pas dire neanmoins que c'en foit une efpéce, mais je ne voudrois pas auffi conclure avec Monfieur du Four, qu'il doit être neceffairement

d'une nature differente , par
cette seule raison qu'on le fait
entrer dans la biére qui eny-
vre,& qu'au contraire une des
proprietés plus essentielles du
Thé est de des-enyvrer ; car
pour détruire l'objection de
Monsieur du Four , c'est assés
de dire qu'étant en Angleterre , j'ay pris plaisir a faire faire
de la Biére seulement avec de
l'Orge & du Thé, qui étoit à
la verité infiniment plus agréables que celle qu'on prepare en
Flandres avec le piment Royal,
mais qui avec cette delicatesse
de goût, ne laissoit pas d'eny-
vrer plus puissamment.

En effet si Monsieur du Four
eût proposé cet objection à des
Phisiciens avant que de la publier ; il auroit apris qu'elle

peut d'autant moins subsister, qu'entre une simple infusion & une liqueur fermentée, il y a cette difference, que l'infusion retient toûjours les qualités des ingrediens qui luy servent de matiere, & qu'au contraire une liqueur ne sçauroit soûtenir la fermentation, sans devenir differente de ce qu'elle étoit auparavant ; mais aprés tout, ces comparaisons de plantes me paroissent d'autant plus inutiles, qu'entre certaines espéces de nos plantes que nous raportons a un même genre, & que nous comprenons sous un même nom, il y a de notables differences dans leurs proprietez ; tellement que quand il seroit vray que nous aurions ici une sorte de Thé, il seroit

d'autant plus different de celuy qu'on nous apporte des
Indes , qu'outre la difference qui se trouveroit dans
les espéces par rapport à la
forme, il y auroit encore celle
qui doit necessairement resulter de la diversité des climats :
c'est pourquoy je ne m'arre-
steray pas à rapporter icy, ce
qui a fait croire à quelques
Auteurs qu'on pouvoit encore
prendre pour des espéces de
Thé, la Betoine & quelqu'autres plantes qui ont les feüilles
dentelées , leurs reflexions
n'étant à mon sens d'aucune
consideration.

Mais je ne dois pas me dispenser, de marquer les differences qui se trouvent dans le
Thé même, que nos negocians

tirent du Japon & de la Chine,
car celui que les Japonnois cul-
tivent & qu'ils nomment *cha*
ou *tcha* ou encore *tcha* est
d'un verd clair & jaunâtre,
& d'une odeur si douce qu'elle
tire en quelque sorte à celle
de la violette, ce qui fait que
ceux même d'entre eux qui
se négocient avec les Chinois,
le nomment assés ordinaire-
mens fleurs de *cha* ou *tcha im-
perial* ; c'est sans doute par
cette raison & à cause de sa
cherté excessive, que Monsieur Tavernier a pensé, que
cette espéce de Thé étoit veritablement de pures fleurs dé-
seichées, mais c'est un fait sur
lequel je me suis éclairci étant
à Londres, avec plusieurs
Marchands Hollandois qui

pratiquent le commerce du Thé, & qui ont fait plufieurs fois le voyage des Indes Orientales, ayant appris d'eux que les Chinois & les Japonnois font tant d'état de nôtre faulge, & des autres denrées qui leurs viennent de l'Europe, que pour les avoir par échange, il prefentent toûjours à nos Marchands tous ce qu'ils ont de plus exquis, & que cependant il ne leurs ont jamais prefenté de ces pretenduës fleurs de Thé.

Ce n'eft pas que l'arbriffeau qui produit les feüilles de Thé, ne produife auffi une forte de fleur jaunâtre, & à ce qu'on croit femblable à celle du fumach, mais il eft certain que cette fleur n'a jamais été

negotiée , & il est probable
d'ailleurs qu'elle ne rendroit
pas une teinture verte , ou
que du moins le verd de cette
teinture, seroit plus clair & plus
jaunâtre que celuy de la teinture que donne le Thé de la
Chine , ce qui s'accorderoit
encore moins avec les senti-
mens de Monsieur Tavernier,
qui nous a voulu faire entendre que la fleur de *cha*, don-
noit plus de verd a sa teinture que le Thé dont on use à
la Chine.

Mais quoy que ce qu'on
nomme fleurs de *cha*, ne soit
veritablement que la feüille
du plus fin Thé du Japon,
il est certain que sa teinture
est infiniment plus agreable
que celle du meilleur Thé de

la Chine, & qu'auſſi il ſe vend comme dit Monſieur Tavernier à un ſi haut prix dans le pays même, qu'il y a lieu de croire que nos Marchands ne s'en chargeroient pas, s'ils étoient obligés de l'achepter au comptant; mais il eſt certain que par leurs échanges ils en ont du plus excellent qui leur coûte aſſés peu, pour le donner icy a beaucoup meilleur marché que les Marchands mêmes du Japon, & pour faire neanmoins un gain tres-conſiderable dans ce commerce.

Pour revenir maintenant à la diſtinction que je veux établir, je dois faire remarquer que le Thé de la Chine a ſes feüilles plus grandes, d'un verd plus brun, & d'une odeur beaucoup moins agréable que le *cha* du Japon, auſſi la teinture de ce Thé eſt-elle plus verte & beaucoup moins plaiſante, en ſorte même que l'infuſion du plus commun, a un goût qui approche en quelque ſorte de celle du ſené. A tout prendre, il y a neanmoins aſſés de rapport entre l'arbriſſeau qui produit le *cha* du Japon, & celuy qui fournit le Thé de la Chine, pour s'en faire une idée ſuffiſante par l'inſpection de la figure qui eſt à la page qui ſuit.

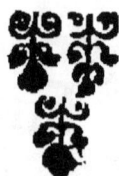

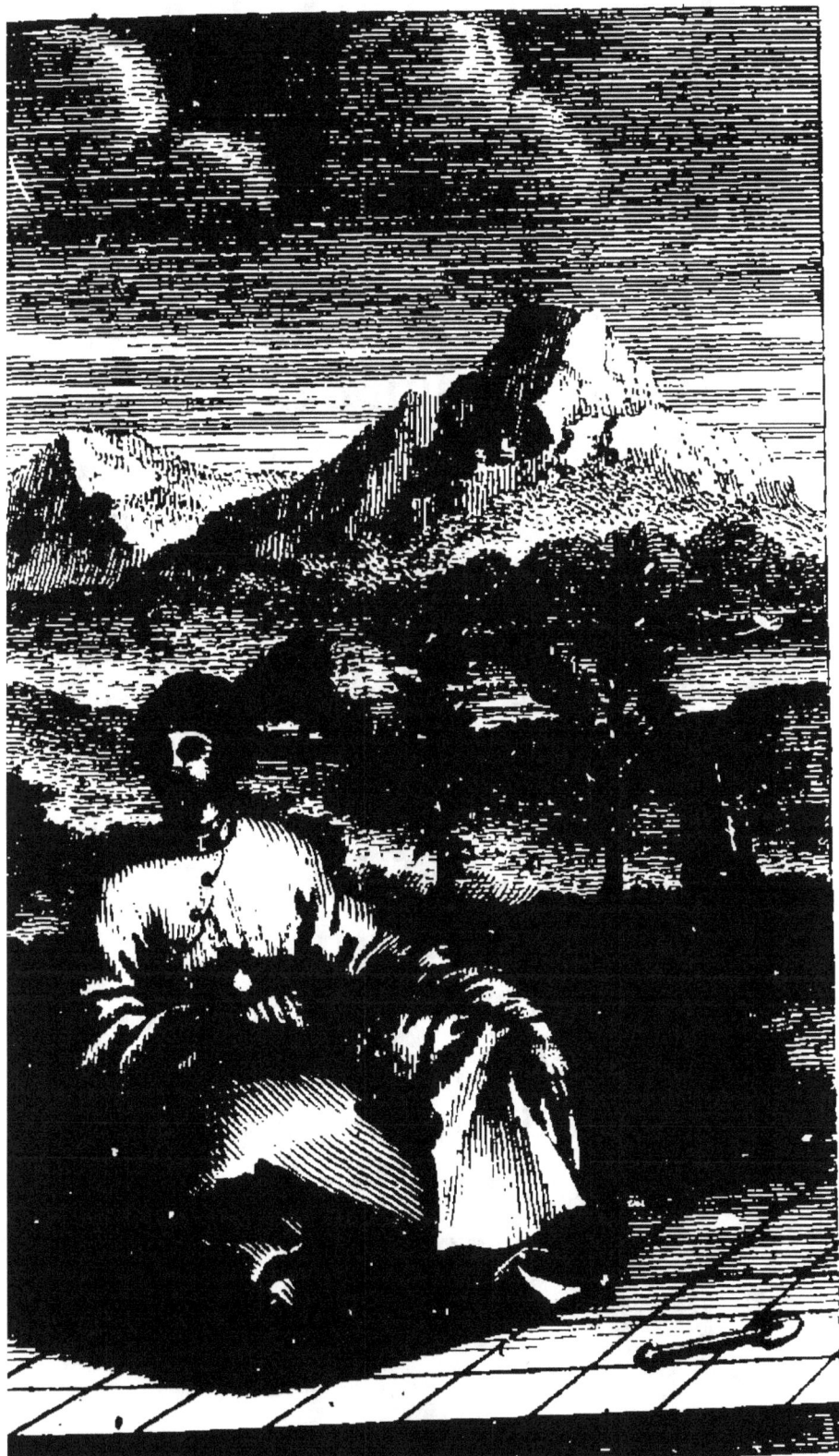

L'Autheur des Ambassades
de la Chine, dit que cét arbrisseau est à peu prés de la
hauteur de nos rosiers & de
nos groseliers, que sa semence
qui est noirâtre étant jettée
en terre, produit dans l'espace de trois ans, des plantes qui
sont de rapport, & dont on
cuëille au printemps les premieres & les plus tendres feüilles, qui sont longuettes, pointuës & dentelées, qui se desséi-
chent & qui s'apelotonent
separement , en les faisant
chauffer à petit feu dans un
vaisseau propre à cet effet,
& les envelopant ensuite dans
un matelas de la plus fine toile
de coton , avec lequel il les
remuent & les agitent d'une fa.
çon propre à les ployer & a les

entortiller, les faisant chauffer, les envelopant & les
remuant autant de fois qu'il
est necessaire, pour être bien
desseichées & bien entortil-
lées, ce qui les rend propres
au commerce, pour lequel on
les conserve dans des vases
d'Etain, qu'on bouche &
qu'on scele tres-exactement.

Si l'on en croit cét Auteur
on pourroit esperer de cultiver
cét arbrisseau, dans les endroits de l'Europe où l'hyver
se fait considerablement ref-
sentir : car il assûre que la neige ny la gelée ne peuvent point
empêcher qu'on n'en fasse tous
les ans une copieuse recolte;
c'est pourquoy ayant formé
le dessein d'en faire l'essay,
je priay tres-instamment un

Marchand qui devoit faire
voile aux Indes l'année derniere, de m'apporter de cette
graine noirâtre conservée avec
toute la precaution possible,
ce qu'il me promit de faire
sous l'esperance de la recom-
pense que je luy proposay ; s'il
me tient parole je suivray
mon dessein, & je feray part
au public de tout qu'il y aura
de remarquable dans cette
épreuve, dont le succés est
cependant d'autant moins assûré, que plusieurs Auteurs
assûrent que le *cha* du Japon
& le Thé des Indes, ne se cul-
tivent pas à beaucoup prés
dans toute l'étenduë de ces
deux grands pays ; mais seulement dans quelqu'unes de
leurs provinces. Il semble

neanmoins par les observations medecinales de Tulpius
Medecin Hollandois, qu'on
en cultive aussi depuis quelques temps dans le Royaume
de Siam, c'est surquoy nous
pourrons avoir quelques éclair-
cissemens par les Ambassa-
deurs qui en sont partys, & qui
se doivent rendre incessament
auprés du Roy, pour compli-
menter & pour faire de riches
presens à sa Majesté de la part
de leur Souverain, qui a déja
marqué avec tant d'éclat par
des Ambassades precedentes,
l'extrême veneration qu'il a,
pour les heroïques vertus de
nôtre incomparable Monar-
que.

CHAPITRE II.

Du choix & des differens prix du Thé.

LA distinction qu'on a dû faire dans le chapitre precedent, entre le Thé du Japon & celuy de la Chine, ne doit pas faire croire que quand il s'agit de choisir du Thé en Europe , on doive se mettre fort en peine, des lieux d'où les Marchands ont tiré leur differentes espéces de Thé, non seulement parce que celuy du Japon se transporte souvent à la Chine, & que reciproquement celuy de la Chine est assés ordinairement envoyé au Japon , mais encore
par

par cette raison plus essentielle,
que le moindre Thé du Japon,
ne vaut pas à beaucoup prés
le meilleur Thé de la Chine,
qui n'est inferieur qu'à cét
excellent Thé du Japon, qu'on
celebre & qu'on distingue
de tout autre par le nom de
fleurs de *cha*, comme on appelle fleurs de Rhetorique
les plus élegantes & les plus
excellentes façons de parler;
c'est pourquoy on observera
assés de precaution dans le
choix du Thé, lors qu'on
s'attachera à distinguer ses
degrés de bonté par les observations qui suivent.

Le meilleur & le plus excellent Thé, a la plupart de ses
feüilles petites & delicates.
Si on les observe peu aprés

B

qu'elles se sont dilatées dans
l'eau chaude, on verra qu'elles auront repris leur premiere verdeur, & aprés une infusion suffisante, on trouvera
qu'elles auront donné a l'eau
une teinture d'un jaune clair
& verdâtre, d'un gout & d'u-
ne odeur si agreable, qu'il
semble que la violette & l'ambre même y ayent quelque
part, ce qu'on apperçoit encore lors même qu'on approche ses feüilles du nés, ou
qu'on les mâche avant que
d'avoir été mises en infusion,
n'ayant qu'une mediocre amertume & qu'une legere astriction.

Au contraire le plus mé-
chant Thé, a ses feüilles considerablement plus grandes &

plus épaiſſes , & qui demeurent d'un brun enfoncé. Aprés même qu'elles ſe ſont dilatées dans l'eau chaude, elles n'ont preſque point d'odeur, & l'on découvre par la langue qu'elles ont beaucoup d'amertume & d'aſtriction. Elles rendent une teinture rouſſe qui eſt d'autant plus déſagreable à l'odorat & au goût, qu'elle approche en quelque ſorte de celle du ſené, & qu'une forte doſe de ſucre ne la ſçauroit corriger.

Aprés ces remarques qui diſtinguent tres-préciſement le plus excellent Thé du plus commun, on n'aura pas de peine à reconnoiſtre les differens degrés de mediocrité, qui ſe peuvent rencontrer dans toutes les autres espéces de Thé, qui ne peuvent être differentes ny entre elles n'y par rapport au deux espéces qui viennent d'être designées, que dans le plus ou le moins des bonnes ou des méchantes qualités de ces espéces, ce qui établit toutes les differences qu'on peut trouver dans les divers prix du Thé.

Ces differences font d'autant plus confiderables, que M. Tavernier nous affûre, que la fleur de *cha* fe vend jufques à cinq cens francs la livre dans le Japon même, & qu'on fçait neanmoins qu'on en trouve de la Chine à cinq ou fix francs, cepédant il eft du moins certain que les Chinois même achettent affés ordinairement cette fleur de *cha* des Marchands du Japon, jusques à cent, cent cinquante & deux cens francs la livre, & c'eſt ce qui authoriſe nos Marchands a la vendre icy à peu prés ſur le même pied, quoy qu'ils la pouroient donner à beaucoup meilleur marché, les Japonnois & les Chinois mêmes, l'échangeant toûjours volontiers poid pour poid, & quelquefois encore plus advantageuſement, contre les feüilles de nôtre ſaulge, en laquelle ils trouvent de tres-grandes vertus. Pour ce qui eſt du Thé commun ils en ont ordinairement cent livres pour dix livres de ſaulge, & c'eſt pour cela qu'en le donnant en gros à ſix francs la livre, ils ne

laiffent pas d'y gagner beaucoup.

Ordinairement il ne fe chargent que de ces deux efpéces
de Thé ; mais ils en font enfuite par un mélange differend, un grand nombre d'autres efpéces, felon qu'ils ajoûtent au Thé commun plus ou
moins de fleurs de *cha* : & c'eft
d'où vient qu'outre les prix
qui viennent d'être marqués,
on trouve encore du Thé à 10,
20, 30, 40, 50, 60, & 80,
francs la livre.

C'eft encore par cette raifon , qu'on trouve tant de
differences dans la grandeur ,
& dans la confiftance des feüilles d'une même forte de Thé,
mais il eft vray neanmoins que
fouvent les trompeurs ont

grand part à cette difference,
en ajoûtant au vray Thé les
feüilles dentelées de plusieurs
de nos plantes ; en quoy il
paroît qu'on ne sçauroit
prendre trop de precaution
lors qu'il s'agit de choisir le
Thé. Cependant il est à remarquer que cette precaution
ne doit pas toûjours s'étendre, jusques à refuser les parcelles menuës du bon Thé ;
car il est assés ordinaire, que
les plus delicates feüilles du
Thé se brisent de la sorte, lors
qu'il est remué par ceux qui
le chargent.

On doit encore observer que
souvent le plus excellent Thé,
c'est à dire celuy même qu'on
nomme fleurs de *cha*, degenere
en Thé commun, pour avoir

êté trop long-temps gardé ou mal conservé, car dans cét état, encore que ses feüilles ayent conservé leur propre forme; son goût, son odeur & ses vertus se trouvent aneantiës, par la dissipation de ses parties subtiles & spiritueuses.

CHAPITRE III.

De la nature particuliere du Thé.

ENtre les qualités sensibles du Thë, son amertume & son astriction étant les plus considerables, je ne puis me dispenser de rapporter en premier lieu, les observations que j'ay déja publiées dans mon livre du remede Anglois, & qui expliquent en general la nature

ture des drogues ameres, voicy donc a quoy fe reduifent
ces obfervations. Les élemens
des corps mixtes font les corpufcules acides, liquides, ignées, étherés & terreftres
Entre ces corpufcules, il n'y a
que les acides qui foient en
droit de piquer la langue, & il
eft certain que tous les amers
la penêtre, en forte qu'ils y
font vivement reffentir leur
action ; il faut donc conclure
que les acides font tres do-
minans dans tous les mixtes
qui ont de l'amertume.

Il faut obferver maintenant,
que les acides meflés avec
beaucoup de corpufcules liquides, ne font que des liqueurs piquantes & diffoluan-
tes, comme les efprits de fel, de

C

vitriol, d'alun &c. que joins à
des corpuscules ignées, ils ne
font que des caustiques comme le sublimé corrosif, l'esprit
de nitre, les pierres à canter-
res &c. qu'intimement unis
avec des particules sulphurées
& oleagineuses, ils ne font
que des mixtes fort doux comme le miel le sucre &c. Il s'ensuit qu'il n'y a que les corpuscules terrestres, qui meslés &
incorporés avec eux en quantité proportionnelle, puissent
faire la saveur amere ; & en
effet plus dans un sel il y a
de terre plus il y a d'amertume, & au contraire plus il est
depuré moins il est amer; c'est
ainsi que le sel marin dissous
a l'humide & ensuite filtré par
le papier gris, n'a plus d'autre

faveur que celle d'un efprit acide, quoyqu'avant cette diffolution & cette filtration, il fût confiderablement amer.

Or comme entre les élemens que j'ay nommez, l'acide eft le plus pefant & par confequent le plus froid, & que fi le terreftre a moins de péfanteur que luy, & même que le liquide, il en a plus auffi que l'Ignée & que l'etheré, on peut dire qu'il eft temperé, c'eft à dire d'une qualité mediocre entre les extremes, & qu'ainfi étant avec l'acide prédominant dans un mixte, il ne fe peut que le mixte ne foit rafraîchiffant, ou au moins fort propre à conferver la jufte temperature de nôtre corps.

Mais parcequ'il n'y a point

d'amers simplement composés
de corpuscules acides & terrestres , & qu'il en est dans
lesquels ou les ignées ou les
liquides entrent dans une
quantité considerable, il en est
aussi qui sont plus ou moins
amers & même plus ou moins
rafraîchissans & temperans.
Or la seicheresse du Thé, nous
fait comprendre qu'entre ses
parties élémentaires, il n'y a
presque point de corpuscules
étherés n'y encore moins de
liquides : pour ce qui est de
son odeur elle nous découvre
qu'il contient en soy des particules ignées volatiles & spi-
tueuses , mais la douceur &
la delicatesse de cette odeur,
nous persuade en même temps
que ces particules n'y sont que

dans une mediocre quantité.

Ces chofes préfuppofées, il
feroit bien facile d'expliquer la nature particuliére
du Thé, & les propriétés qui
en dependent, car ayant pour
parties furabondantes les acides, dónt le propre eft de coa-
guler les liqueurs plus fubftan-
tielles comme le fang le lait &c.
& encore les alkalis ou corpufcules terreftres, qui en abforbant l'humidité & l'onctuo-
fité qui relâchent les parties
folides, refferrent & fortifient
ces parties, il eft de neceffité
que cette feüille foit confidé-
rablement ftiptique & aftringente. Si on conclut aprés cela
qu'ayant auffi des particules
ignées volatiles & fpiritueufes,
dans une quantité affés confi-

dérable pour se faire apercevoir par l'odorat, il doit necessairement reparer les esprits & restituer les forces perduës, on aura pris une Idée aussi juste que generalle de la nature & des propriétés du Thé, ce qui doit suffire dans ce chapitre, où je ne pourois entrer dans le detail de ses propriétés particulieres, sans m'engager à faire dans les chapitres suivans une ennuieuse repetition.

CHAPITRE IV.

Des differentes manieres de prendre le Thé.

AVant que de parler des vertus particulieres du Thé, j'ay dû m'expliquer sur

ses propriétés generales, & tout
de même avant que de traiter
de l'usage qu'on en doit faire
dans les occasions particulieres, je dois établir en general les
differentes manieres d'en user,

Ces manieres sont bien plus
nombreuses que bien des gens
ne l'auroient pû penser ; car
outre l'habitude commune de
le prendre en teinture, on peut
aussi user avec succés de son
eau distillée, de ses sels, de ses
sirops, de sa conserve, de son
extrait & de sa fumée même.

Sa Teinture & son infusion
c'est la même chose. C'est
cette boisson que tout le monde connoît & qui est generalement nommée Thé, aussi
bien que la feüille dont elle est
tirée. Sa preparation est tres-

facile, il fuffit de faire boüillir
dans un vaiſſeau propre à cét
effet, autant d'eau qu'on veut
avoir de teinture, & de la tirer
du feu quand elle boult, pour
y jetter les feüilles de Thé en
quantité proportionelle, cou-
vrant enfuite le vaiſſeau , &
laiſſant ainfi le Thé en infufion
durant la troifiéme partie d'un
quart d'heure, pendant lequel
temps les feüilles de Thé s'af-
faiſſent au fond du vaiſſeau à
meſure que l'eau en extrait la
teinture , en forte qu'elle fe
trouve entierement precipitée,
lors qu'il s'agit de verfer la liqueur dans les taſſes, chiques
ou gobelets qui fervent à la
boire.

La forme des vaiſſeaux à
faire le Thé, eſt auſſi diverfe

qu'elle est indifferente , car il
suffit qu'ils soient propres à
resister au feu, & que leurs embouchures soient fermées par
un couvercle bien juste , c'est
pourquoy outre que toutes les
sortes de caffetieres & de chocolatieres peuvent être em-
ployées à cét usage , on voit
aux Indes & en Europe des
pots particulierement destinés
au Thé, dans la matiere & dans
la forme desquels il se trouve
une notable difference , c'est
ce qu'on connoîtra mieux par
la figure que j'ay fait representer icy , où l'on trouvera
les formes qu'on donnent aux
pots d'Argent , d'Etain ou de
terre de la Chine.

1.re figure

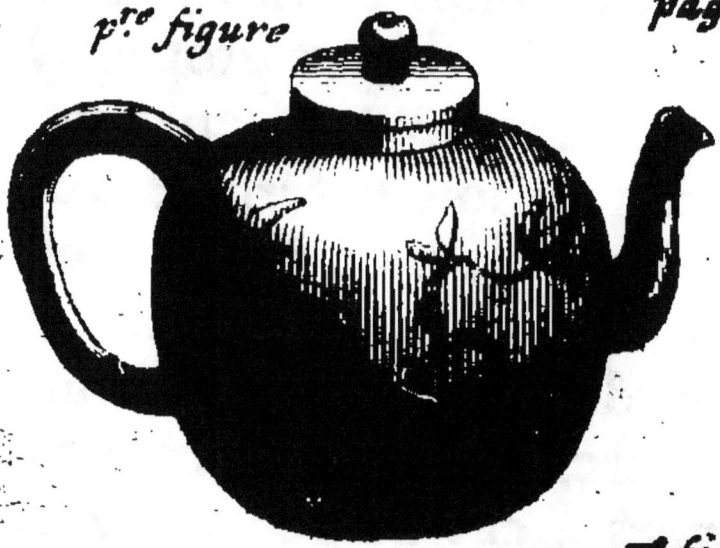

2.e fig.

3.e fig.

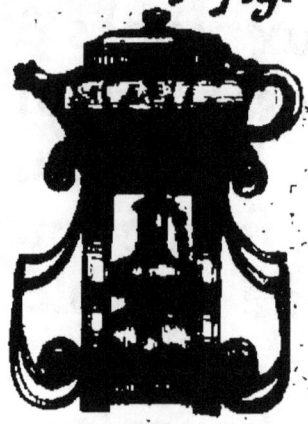

4.e fig.

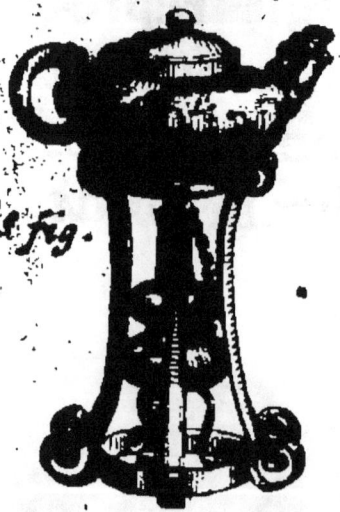

5.e fig.

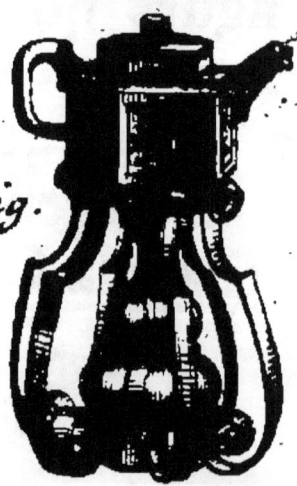

I. Haitzelman fec.

Pots a preparer le Thé.

La matiere & la forme des
taſſes à boire le Thé eſt pareillement diverſe & indifferente ; neanmoins aux Indes
& en Europe, il eſt aſſés ordinaire de preferer aux taſſes ou
gobelets d'Argent ou de quelque autre metal que ce ſoit,
les chiques de porcelaines ou
de fayance, par cette raiſon
que leur bords ne brulent jamais les doigts, & que la façon de tenir ces chiques paſſe
pour une eſpéce de bienſean-
ce. Ceux de qui cette façon
eſt ignorée la trouveront re-
preſentée à la premiere figure
de ce traité.

Je ne dois pas ômettre de
dire que la teinture de Thé
doit être buë fort chaude, &
même pendant ſa premiere

chaleur, car lors qu'elle a été
refroidie & ensuite rechauffée,
elle est aussi désagreable qu'i-
nutile, tout de même que
celle qu'on tire en deuxiéme
lieu, des feüilles dont on a déja
tiré la premiere teinture, qui ne
peuvent servir dans cét état
qu'à l'extraction de son sel
fixe; c'est pourquoy ceux qui
sont assez œconome pour ne
vouloir rien perdre de leur
Thé, & qui ne veullent pas
s'attacher à l'extraction de son
sel, feront mieux de suivre la
maxime de quelque Japon-
nois, qui reduisent le Thé en
poudre si subtile, qu'étant mis
dans l'eau boüillante, il s'in-
corpore avec elle, en sorte que
ce mélange ne semble faire
qu'une simple teinture, qui

n'eſt n'y plus chargée n'y plus
déſagreable, que celle qui ſe
fait par infuſion, ce qui eſt
d'autant plus œconomique,
que le Thé s'y met dans une
quantité trois fois moindre,
que celle de celuy qu'on fait
ſimplement infuſer.

Pour revenir maintenant
aux proportions qu'on doit
garder, lors qu'on prépare la
teinture ordinaire du Thé,
on ſçait qu'elle doit être differente, ſelon qu'on veut cette
teinture plus ou moins chargée, mais à mon égard comme je ſçay par experience
qu'elle ne le doit être que fort
médiocrement pour être auſſi
ſalubre qu'agreable, je tiens
que ſur quatre grandes taſſes
d'eau, qui pouroient faire en-

viron six moyennes chiques de boisson , on ne doit mettre au plus qu'une dragme de Thé, & à proportion pour une moindre quantité de Teinture.

Il est assés ordinaire à ceux qui ne craignent pas l'amertume de boire cette teinture sans addition, pretendant par cét usage la rendre plus efficace, & j'ay observé qu'en effet elle a beaucoup plus d'astriction : mais c'est un excés qui fait des altérations nuisibles & que je ne saurois approuver ; je suis donc en cela pour l'usage plus ordinaire, qui veut que dans une mediocre tasse de boisson, on ajoûte une bonne pinsée de sucre en poudre, & pour encherir même sur cét usage, j'ay insinué a bien des gens, l'habitude de subſtituer au ſucre les ſirops dont il ſera parlé cy aprés.

Quoyque l'uſage de l'eau diſtillée de Thé, ſoit d'autant plus rare, que je crois être le ſeul Medecin qui l'aye miſe en pratique, elle ne laiſſe pas d'avoir des propriétés admirables, tant par rapport au vertus du Thé qui en fait la principale matiere, qu'à cauſe de l'ambre & du Cardamome que j'y fais ajoûter, & qui la rendent cordiale & digeſtive.

Quand à ce qui concerne les ſels de Thé, la Medecine ne nous-en fournit point de plus generalement utiles, puiſqu'ils ſont également efficaces pour lever les obſtructions, pour diſſoudre les humeurs coagulées, pour amortir les levains, & pour abaisser les vapeurs contre nature. Ces sels sont au nombre de deux, sçavoir l'essentiel & le fixe ; je donneray bien-tost la maniere d'extraire le premier, en publiant dans le Journal de Medecine, le secret de tirer les sels essentiels de toutes espéces de plantes seches, & à l'égard du deuxiéme, je le fais preparer comme tous les autres sels fixes ; c'est à dire par incineration, l'exivation, filtration, évaporation, & coagulation, & pour œconomiser sur cét article, je fais rechercher dans tous lés Caffez de Londres, le Thé dont on a tiré la teinture, qui ne coûte presque rien à mes correspondans, & qui ne laisse

laiſſe pas d'être auſſi propre à
l'extraction du ſel fixe, que celuy qui n'auroit pas encore
ſervy.

Pour ce qui eſt des ſirops de
Thé de mon invention, je les
diſtingue en ſirop ſimple, &
ſirop Febrifuge; le ſimple eſt
preparé avec la teinture du
Thé ambrée, & le febrifuge
avec les ſels dont il vient d'ê-
tre parlé, & encore avec ceux
que je fais extraire du Caffé,
& du cacao; il ſera parlé en
d'autres endroits de l'uſage
qu'on doit faire de ces ſirops.

Pour ce qui eſt de la conſer-
ve de Thé, elle eſt en forme de
tablettes qui ſe compoſent
avec le ſucre fin ambré, & les
feüilles de Thé reduites en
poudre impalpable; on les

D

peut manger telles qu'elles font avec plaifir, où en faire fur le champ une fort agréable boiffon, en les diffoluant dans l'eau boüillante, où il ne faut ajoûter n'y fucre n'y firop, ce qui fait une efpéce de teinture beaucoup plus cordiale que la teinture commune.

Je diray peu de chofe en cét endroit de l'extrait de Thé, qui n'eft que le refidu de l'e-vaporation d'une bonne quan-tité de fa teinture, mais qui ne laiffe pas que d'avoir des utili-tés comme il fera dit cy-aprés.

Refte a parler de la fumée de Thé, que plufieurs pren-nent plaifir à recevoir par la bouche comme on fait celle du Tabac, aprés avoir allumé les feüilles de Thé dans l'embou-

chure d'une pipe, ce qui fortifie le cerveau autant que le
tabac l'affoiblit.

CHAPITRE V.

Des vertus particulieres du Thé.

APrés avoir expliqué la
nature du Thé, & avoir
donné une idée generale de
fes propriérés, je dois maintenant appliquer ces obfervations generales, aux effets particuliers qui refultent de fon
action ; & comme entre ces
effets le plus confiderable &
le plus univerfellement connu,
eft celuy de rendre fupportables, les veilles que la nature ne
pouroit foûtenir fans accable-
ment ; il eft jufte que je commence par l'explication de ce

phœnomene. Pour le mettre dans toute l'evidence qu'on peut souhaitter ; Il est-a-propos de rapporter icy, les observations que j'ay communiquées au public sur les causes de la veille & du sommeil, dans l'histoire naturelle de l'opium, qui a été ajoutée à la discription du remede Anglois ; voicy comment je m'en suis expliqué.

L'état de l'homme qu'on nomme veille, & dans lequel le corps est capable de toutes les fonctions qui dependent de la volonté, ne subsiste que par un écoulement continuel des esprits animaux dans tous les nerfs, & par consequent dans ceux qui constituent les organes des sens, si bien que

la diſſipation de ces mêmes
eſprits, & tout empêchement
formé à leur paſſage, ſont les
cauſes du ſommeil , qu'on
peut définir,une diſpoſition en
laquelle les ſens exterieurs
ſont aſſoupis, au point d'ê-
tre incapables des perceptions
qu'ils donnent a l'ame , & en
laquelle toutes les autres parties du corps ſont affoiblies,re-
lâchées, & impropres à toutes
les actions volontaires auf-
quelles la nature les a de-
ſtinées : car le ſommeil eſt toûjours imparfait en ceux qui
ont les yeux ouverts, qui mar-
chent, ou qui font toutes autres ſortes de fonctions en dor-
mant,qui ſemblent être dependantes de la volonté , puiſqu'elles ſuppoſent le gonfle-

ment, la force, en un mot le mouvement des nerfs, qu'on ne peut raporter qu'à celuy des eſprits dont ils ſont alors enetrés & occupés.

Cela ſuppoſé, il ne ſera pas difficile de comprendre, pourquoy on s'endort naturellement aprés un rude travail ou aprés une longue veille ; car comme ces deux choſes diſſipent beaucoup d'eſprits, il s'en trouve à la fin une trop petite quantité pour remplir tous les nerfs, pour ſoutenir le corps, & pour le rendre propre à la ſenſation & au mouvement ; de telle ſorte qu'il demeure comme néceſſairement immobile & inſenſible, juſqu'à ce que le ſang depuré & ſubtilſé par une nouvelle circulation,

aye depofé dans le cerveau
une quantité d'efprits équivalente, à celle de la diffipation
qui devoit être reparée.

On peut expliquer avec la
même facilité, l'affoupiffement
qui eft fi ordinaire pendant la
digeftion des alimens ; car
comme elle ne fe peut faire
fans qu'il en refulte des vapeurs qui montent au cerveau,
qui embaraffent les efprits, &
qui font une efpéce d'obftruction aux embouchures des
nerfs, ce n'eft pas merveille
fi les extremités du corps demeurent languides, foibles &
affoupiës, puifqu'elles ne peuvent être robuftes & propres
à leurs fonctions, fi l'influence
des efprits vers elles, n'eft continuelle & abondante.

Si aprés ces observations, on reflechit sur ce que j'ay dit de la nature du Thé, on comprendra tres-facilement comment il peut empêcher le sommeil & rendre la veille suportable, car son amertume le rendant fixatif & astringent, il doit en amortissant les levains contre nature, & en reserrant l'orifice superieur de l'estomach interrompre l'elevation de toutes les sortes de vapeurs grossieres, qui pourroient embarasser les esprits & obstruer les nerfs, & ayant d'ailleurs beaucoup de parties tres-volatiles & spiritueuses, il doit promptement reparer les esprits animaux, qui ont été dissipés par le travail & par la veille, & causer par conse-

quent

quent une nouvelle influence de ces efprits dans le nerfs qui reftituent à toutes les parties, la puiffance d'executer de nouveau les fonctions de l'ame fenfitive.

On doit conclure tout de même, que le Thé en detruifant les levains , en arrêtant les fermentations contre nature, en rectifiant la digeftion, en abforbant les humidités fuperfluës , & en prevenant la generation des crudités , doit furvenir à toutes les maladies de la tête, de l'Eftomach, & des inteftins , & par confequent à la cephalée , à la migraine , aux catharres , aux fluxions particulieres, aux maladies foporeufes, & encore a toutes les indifpofitions qui

E

font les fuittes de la debau-
che & de l'incontinence ; c'eſt
pourquoy rien n'eſt plus rare
à la Chine & au Japon, que
des gens tourmentés de goutte
& de gravelle, où ſurpris d'A-
poplexie, d'Epilepſie & de pa-
ralyſie.

Au ſurplus, on ſçait par experience que les ſimples qui
abondent aſſés en parties volatiles & ſpiritueuſes pour
être odorans, ſont cordiaux &
diûretiques ; c'eſt pourquoy
on ne doit pas douter que le
Thé ne puiſſe être fort propre à depurer la maſſe ſanguinaire, à rectifier ſon mouvement, & à n'ettoyer ſes Fil-
tres, doù vient qu'il remedie
aux palpitations du cœur, à
l'embarras des poulmons, à l'e-

rofion de leurs vaiffeaux, aux
fiévres intermitantes, & à la colique Nephretique.

Refte à dire, que quand on
prend le Thé feulement comme aliment & par regal, ou à
deffein de conferver la fanté,
& de prevenir les maladies
dont il vient d'être parlé ; fon
ufage eft fi arbitraire & fi indif-
ferent, qu'on le peut prendre
fans inconvenient, à la quantité
que l'appetit peut fuggerer &
indiftinctement en tout temps,
fi ce n'eft lors qu'on veut s'a-
bandonner au fommeil : mais
lors qu'on en ufe à deffein de fe
delivrer de quelques indifpofitions, il eft bon d'obferver
ce qui fera cy-après remar-
qué.

Lors qu'il s'agit d'appaifer

quelques douleurs de tête, ou
d'arrêter quelque fluxion que
ce soit, on doit toûjours mettre
en place de sucre dans chaque
prise de Thé , une cueillerée de sirop de vanilles, dont
je donneray la description dans
la troisiéme partie de ce livre.

Ce même sirop , ou a son
deffaut celuy de capilaires
sera preferé au sucre, dans
les inflâmations des poulmons,
dans les palpitations de cœur,
& dans les autres maladies de
la poitrine , & l'on fera bien
dans ces occasions de faire
infuser le Thé, dans le lait
de vache boüillant & un peu
écremé.

Pour remedier aux flux de
ventre, à la dissenterie, aux
corruptions qui engendrent

des-vers, & generalement à toutes les maladies dependantes de l'indigestion, il sera bon de mettre dans chaque tasse de boisson une ou deux goutes d'essence d'ambre, ou à son deffaut d'essence de canelle, & de substituer au sucre le sirop de fleurs d'oranges, ou à son deffaut celuy de grenades.

Contre la goutte & contre la colique Nephretique, le sirop de Caffé doit être preferé, il en sera parlé dans la deuxiéme partie de ce livre.

Enfin contre les fiévres intermittantes, on employera avec succés, le sirop febrifuge dont je prescriray l'usage dans le chapitre suivant.

CHAPITRE VI.

Du sirop de Thé Febrifuge.

LE travail dans lequel je m'engageay en 1682. pour connoître par une analyse exacte, la nature & les propriétés du Thé, du Caffé, & du Cacao, me fit trouver un nouveau moyen pour tirer les sels essentiels des plantes desseichées, ce qui me donna lieu d'observer, que ceux qu'on peut tirer de ces trois simples, étant reünis avec leurs autres principes, composoient un remede également facile, prompt, & assûré, pour la guerison de toutes les espéces de fiévres intermittantes ; j'en fis alors des épreuves qui eurent tout le fuccés qu'on pouvoit fouhaitter, & contant de cette découverte, j'étois prêt à la publier dans le Journal de Medecine, lors que des adverfaires jaloux, firent fufpendre l'impreffion de ce Journal par un arreft furpris, qui n'avoit pour fondement que des fuppofitions ; ce qui ne m'empêcha pas de travailler au bien public, & de faire diftribuer cét excellent Febrifuge, par les artiftes qui travaillent fous ma direction en conformité des intentions du Roy, à la recherche & verification des nouvelles découtes de Medecine.

Les naturaliftes qui font affés experimentés pour juger des

mixtes par leurs qualités
sensibles , n'auront pas de
peine à croire que le Thé &
le Caffé , qui ont un goût
amer âpre & astringent, ayent
une vertu Febrifuge , sur tout
après avoir refléchy sur ce
qui a été dit dans les chapitres
precedens ; mais il n'y a point
de raisonnement détaché de
l'experience, qui puisse nous
faire presumer cette vertu
dans le Cacao ; c'est pourquoy sans m'engager dans des
raisonnemens superflus , il se
roit mieux de donner icy, la
description du sirop dont il
s'agit,& d'exhorter les artistes
à le mettre à diverses épréu-
ves; mais comme le plus grand
mistere de sa preparation, consiste principalement en l'ex-

traction des fels effentiels dont
je dois remettre la publica-
tion un a autre temps, il feroit
inutile de donner quant-apre-
fent, un formule qui ne peut
être executé, qu'aprés la reve-
lation d'un fecret que je me
fens obligé de referver. Cependant comme le firop dont il
s'agit eft déja fort renommé,
& que nos artiftes en font une
ample diftribution, je ne fçau-
rois me difpenfer de decrire
icy, en quoy confifte le bon
ufage qu'on en doit faire.

Pour cela je dois premierement faire obferver, que la
baze de ce firop peut être in-
corporée dans la conferve de
Thé, dans le firop de Caffé,
ou dans la pâte de Chocolat
fans rien perdre de fa vertu,

2 que dans le vin & dans toutes autres sortes de liqueurs fermentées elle n'a pas une efficacité suffisante, 3 qu'il n'y a aucuns sels n'y fixe ny essentiels plus stomachiques, plus temperans, & plus dissolvans que ceux qu'on tire a la fois du Thé, du Caffé, & du Cacao.

Le premier vsage que je fis de ces sels essentiels & fixes, fut de les ajoûter à un opiate cordial, que je donnois dans les maladies qui dependent de la dépravation du sang; mais je ne fûs pas long-temps sans m'appercevoir, qu'ils avoient rendu cét opiate en quelque sorte Febrifuge.

Cette observation me donna des vuës pour la reünion

de ces mêmes sels, avec les principes actifs dont ils avoient été separés ; c'est pourquoy je les joignit avec les extraits Philosophiques de leurs propres sujets, & j'incorpore-ray ensuitte le tout dans la pâte du Chocolat degraissé, de laquelle je fis former des tablettes dozées, ausquelles je donnay le nom de Chocolat Febrifuge.

Quoyque l'usage de ces tablettes eût tout le succés que je pouvois souhaitter, je jugeay a propos de reduire ce febrifuge sous la forme de sirop, pour en faciliter l'usage. On peut prendre ce sirop seul à la quantité d'une once pour chaque prise, & on peut encore le mettre en même dose

en place de sucre dans la boisson de Thé , dans celle de
Caffé, ou dans celle de Chocolat ; ces diverses manieres de le
prendre étant d'autant plus
indifferentes, qu'en le mettant
dans ces trois sortes de boissons, c'est toûjours reünir ces
sels avec leurs propres principes.

Cét excellent Febrifuge ne
fixe pas simplement la matiere
Febrile, car il depure tres-
efficacement la masse sangui-
naire, & degage puissamment
les conduits qui servent à la
filtration & à la distribution
des humeurs, en poussant les
impuretés & les superfluités
par les voyes plus commodes
à la nature ; c'est ainsi qu'il

debouche quelquesfois le ventre, qu'il décharge d'autrefois la bile par le vomiſſement,
& qu'il pouſſe ſouvent la matiere morbifique par les urines,
& plus ordinairement encore
par les pores, en provoquant
une ſueur ou du moins une
moiteur ſenſible.

Il n'y a rien de plus ſurpre-
nant que les bons effêts qui
reſultent de ces évacuations;
comme elles ſont toûjours les
ſuittes de l'action de chaque
priſe de ce Febrifuge, elles
procurent ſi promptement &
ſi heureuſement la gueriſon
ſouhaittée, qu'aprés la troiſie-
me priſe, les fiévres tierces &
doubles tierces ſe trouvent infailliblement terminées, & les
quartes & doubles quartes

aprés la sixieme, ce qui luy donne un fort grand avantage sur tous les autres Febrifuges. Ceux qui en ont ressenti le benefice, en rendront un témoignage qui paroîtra moins suspect que tout ce que j'en pourrois dire icy ; mais en en tout cas il seroit facile de convaincre les plus incredules par mille experiences journalieres.

Dans les fiévres tierces & doubles tierces ; la premiére prise doit être donnée vingt heures aprés l'accez ; & la seconde douze heures aprés la premiére, en suite dequoy il faut attendre le temps de l'accez, qui vient quelquefois, mais qui manque aussi assés ordinairement aprés ces deux prifes ; quoy qu'il en arrive il faut que le jour de l'accez fuivant, le maladeprenne le matin à fon reveil la troifiéme prife, qui ne manque point de terminer le mal.

Pour les fiévres fimples quartes , il faut prendre la premiére & la feconde prife du Febrifuge, dans le temps marqué au chapitre precedent , & la troifiéme le lendemain matin à jeun ; ce qu'il faudra repeter une feconde fois au refpect du deuxiéme accez , vingt heures avant lequel on prendra la quatriéme prife , douze aprés la cinquiéme , & le lendemain la fixiéme , foit que l'accés foit venu à l'ordinaire, foit que le malade ait été exempt de fiévre.

Dans les fiévres doubles quartes, il faut commencer l'usage du Febrifuge le jour qu'on est sans fiévre, & prendre la premiére & la seconde prise comme il a été dit pour les autres, la troisiéme se prendra le lendemain deux heures après la fin du premier accés ; & le jour d'aprés le second accés, c'est à dire dans celuy d'intermission, on commencera à repeter ce qui aura été fait comme il vient d'être prescrit pour les quartes simples.

Enfin dans les triples quartes qui ont trois differends accez en trois jours consecutifs, il faudra commencer l'usage du Febrifuge deux heures après la fin du moindre des trois accez , & toûjours

en

en obſervant tant dans la premiére diſpenſation que dans la
repetition, de prendre une
nouvelle priſe deux heures
aprés la fin de chaque accés,
en ſorte que les ſix priſes
neceſſaires pour la gueriſon,
ſoient données en ſix jours
conſecutifs, & à chaquefois
deux heures aprés l'accés.

Que ſi dans les derniers
jours le malade n'avoit plus
d'accez, il ne laiſſeroit pas
de regler le temps des derniè-
res priſes, ſur celuy auquel les
accez manqués auroient dû
finir.

Les femmes groſſes qui ont
paſſé le troiſiéme mois, peuvent ſans aucun ſcrupule prendre le Febrifuge en même
doſe ; mais à l'égard de celles

F

qui font encore dans le cours
des trois premiers mois, comme il se pourroit faire que la
nature se trouveroit disposée
à pousser la matiere febrile
par le vomissement , & que
l'Estomach ne peut être sou-
levé sans ébranler la matrice,
on ne leur en donnera que
demie once pour chaque prise;
mais à condition de le réiterer,
en telle sorte que la consommation du remede soit toûjours équivalente, c'est à dire
qu'elle soit de six demies prises pour les simples & doubles
tierces , & de douze pour les
quartes simples & composées,
en observant les regles cy-
devant prescriptes , tant pour
les premieres prises que pour
les repetitions.

Ce qui vient d'être preſcrit
pour les femmes qui ſont dans
les premiers mois de leur
groſſeſſe , convient pareillement aux enfans qui ont paſſé
l'age de quatre ans ; mais à l'é-
gard de ceux qui ſont encore
à la mammelle ou qui ne ſont
ſeurés que depuis un an ou
environ , il eſt mieux de ne
leur donner que deux ou trois
gros de Febrifuge pour chaque priſe.

Le Regime qui convient à
ceux qui uſent de ce remede,
comprend des regles qui peuvent être reduites ſous deux
ordres differens : car les unes
ſont generalement vtiles dans
l'uſage de quelques Febrifuges que ce ſoit, & les autres re-
gardent ſeulement la propre

dispensation du sirop de Thé Febrifuge.

Les Regles du premier ordre, sont celles mêmes que j'ay prescrites dans mon traité de la guerison des fièvres ; voicy a quoy se reduisent les plus essentielles.

1. Le porc qui est fort indigeste & le veau qui est musilagineux & relachant, sont des viandes de l'usage desquelles il faut s'abstenir, ainsi que des autres de même qualité.

2. Les boüillons les tizanes les émulitions, les eaux de veau & de poulet, les liqueurs rafraichissantes à la glace, & generalement les choses actuellement ou potentiellement froides, affoiblissent la natu-

re , & énervent la vertu des
Febrifuges.

3. On ne doit donner au-
cune nouriture folide dans
toute la durée des accez.

4. Il ne faut faire au plus
qu'un ufage tres refervé de la
pâtiſſerie, des légumes rafraî-
chiſſans , des falades & du
poiſſon, car chez les Febricitans, il ne fe fait qu'un mauvais chyle de ces fortes d'Alimens.

5. Le vin eſt pour les Febricitans, la meilleure de toutes,
les boiſſons ufuelles, pourveu
qu'on le prenne fans excez
ou pur, ou avec de l'eau fuivant l'habitude.

6. La Biere quoyque moins
bonne que le vin, ne laiſſe
pas d'être preferable à toutes

les eſpéces de Tizannes ; car plus un remede tient de l'aliment plus il eſt ſalutaire, c'eſt pourquoy l'eau policreſte que j'ay inventée & qui nourit comme l'eau commune, eſt aprés le vin la meileure de toutes les boiſſons uſuelles qu'on puiſſe prendre, pendant l'uſage des bons Febrifuges.

7. Les bons alimens & ſur tout ceux que la nature ſemble demander , contribuent preſque autant que les remedes, à la victoire qu'elle remporte ſur le mal.

8. On peut comprendre ſous le genre des bons alimens ſolides, le bœuf, le mouton, toutes eſpéces de volailles domeſtiques, & de gibier, (à l'exception du ſanglier) les œufs

frais qui ne font n'y bilieux ny
échauffans, comme le penfent
qui ceux font prevenus des er-
reurs populaires, les fruits fecs
ou cuits avec une petite quantité de fucre, & même les legumes qui ont beaucoup de parties fpiritueufes, par exemples
les artichaux & les afperges.

A l'égard des regles particulieres que les Febricitans
doivent obferver, par rapport
à la difpenfation du firop Febrifuge, voicy à quoy elles fe
reduifent.

1. Il faut tellement regler
le temps des repas que l'eftomach foit vuide lors qu'on
prend le remede, c'eft fur
quoy les malades fe doivent
eux mêmes confulter, la digeftion étant plus prompte ou

plus tardive , suivant que l'action du levain digestif est plus ou moins efficace.

2. Il faut aussi aprés avoir pris le remede, passer du moins trois heures sans manger, pour donner le temps necessaire à sa distribution , qui se fera mieux si on se tient dans la veille & dans l'exercice.

3. Une regle qui resulte de ces deux premieres , est que depuis la premiere jusqu'à la seconde prise, il n'y a environ que cinq heures dans lesquelles on puisse souper, dîner ou faire d'autres, repas sçavoir 3, 4, 5, 6 & 7 heures aprés la premiere prise ; mais dans cét espace de cinq heures , on peut manger jusques à deux fois & même assés considérable-

ment,

ment, l'abstinence étant plus prejudiciable que profitable dans ces occasions.

4. Lors que dans cet espace de temps on ne fait qu'un repas ; il est bon quelques heures devant ou aprés, de prendre selon l'inclination quelques chiques de Caffé volatile, ou de Chocolat d'égraissé, deux boissons qui n'ont point les mechantes qualités du Caffé ny du Chocolat ordinaire.

5. Il ne faut jamais boire dans le frisson ; mais dans le chaud on peut boire une mediocre quantité de vin, foible de luy même ou affoibli avec de l'eau.

6. Les femmes grosses doivent éviter pareillement l'u-

fage des légumes qui font aperi-
tifs, comme les artichaux &
les afperges, & à l'égard des
enfans à la mamelle, ils ne doivent teter, qu'à peu pres dans
les temps qui ont été marqués pour les repas des adul-
tes.

Par l'obfervation de ces
regles tant generales que particulieres, on affurera efficacement le fuccés de la cure
fouhaittée, mais au refte avec
beaucoup moins de regime,
cét excellent Febrifuge ne
laiffera pas d'arréter la fiévre,
tant il eft vray que les bons
remedes, contraignent pour
ainfi dire la nature à fe porter aux determinations les
plus falubres.

Les remedes auxiliaires qui

concourent en quelques forte
à l'amortiffement & à l'expulfion du levain febrile,
font ceux qui peuvent hâter
la depuration du fang , lever
les obftructions , diffoudre les
matieres coagulées, & les poû-
fer dehors par les voyes ordinaires, ces bons effets fans doute doivent contribuer beaucoup à rendre la cure plus
prompte & plus affurée. Ordinairement on comprend les
vomitifs fous le genre de ces
remedes , & l'on fçait même
qu'ils font generalement utiles
dans les lieux ou la péfanteur
de l'air, épaiffit & arrête la pituite dans des parties qu'elle
ne doit pas occuper , par
exemple dans l'Eftomach,
d'où elle eft mieux tirée par

le vomissement que par toute
autre évacuation , aussi bien
que la bile retenuë dans sa
vesicule , par l'obstruction des
meats cholidoques ; cependant
comme il se trouve des gens
en qui la foiblesse , & les autres dispositions particulieres
de la poitrine & de l'estomach,
rendent les vomitifs tres-dan-
gereux , ils ne doivent être
donnés qu'aprés de serieuses
reflexions , avant l'usage de
quelques Febrifuges que ce
soit , mais ceux qui sont traitez avec le sirop de Thé Febrifuge ont cét avantage,qu'il
ne faut point examiner si les
vomitifs leurs conviennent ou
nom , car ce remede est luy
même si utilement vomitif,
qu'il n'excite le vomissement

qu'en ceux en qui la nature
fent le befoin qu'elle a de fe
décharger par cette voye:ain-
fi fans donner icy des regles
particulieres pour l'ufage des
vomitifs , je prefcriray feulement celles des diûretiques
& des purgatifs , qui font les
feuls auxiliaires, dont les determinations ne font pas contraires aux mouvemens de ce
Febrifuge.

On nomme diûretiques ce
quipaffe par les urines. L'Eau
policrefte dont il a été parlé,
produit cét effet efficacement
& méme entretient la liberté
du ventre. Ceux qui n'en
pourront pas avoir commo-
dement , mettront dans chaque peinte de l'eau commune
qu'ils boiront, une dragme de

sel de chicorée ou d'aigremoine.

Ces Remedes sont seulement proposés, pour les personnes accommodées qui ne craignent pas la dépense, & qui vuëillent recouver promptement l'embonpoint & les forces perduës ; les autres s'en pouront passer sans inconvenient & ne laisseront pas de guerir ; car le Febrifuge fait l'essentiel de la cure, puisqu'il agit toûjours efficacement sans le secours des auxiliaires, qui ne sont icy proposez que comme des remedes confirmatifs de l'effet du specifique.

Il en faut dire autant des purgatifs, qui ne laissent pas neanmoins d'avoir leurs uti-

lités , c'eſt pourquoy je rap-
porteray en Abregé, les regles
que j'ay déja preſcrites touchant le bon uſage qu'on en
doit faire , dans mon traité
de la gueriſon des fiévres.

1. Les medicamens qui pouſ-
ſent par le ventre ne ſont
pas les ſeuls purgatifs, il n'im-
porte par où l'on chaſſe les
impuretés & les ſuperfluitez,
pourveu que les voyes qui
ſervent à leur expulſion
ſoient les plus commodes à
la nature , & en faveur deſ-
quelles elle ſemble ſe déterminer.

3. Il'eſt phiſiquement im-
poſſible, qu'ils ayent aucune
priſe ſur les matieres hetero-
genes qui ſont confonduës
dans la maſſe ſanguinaire , &

qui font les caufes immedia-
tes des fiévres.

4. On doit quelquefois reparer par les purgatifs les
mauvaifes difpofitions du
corps , mais leur ufage doit
ordinairement preceder celuy
du fpecifique, le relachement
du ventre étant toûjours contraire à fon action.

5. Les purgatifs amers ou
leurs extraits étant en quelque forte Febrifuges, doivent
être preferés à tous les autres.

6. Quand aprés avoir ar-
refté la fiévre, on veut s'affurer par la purgation du côté
de la recidive , il eft mieux
qu'elle foit repetée, que d'en
donner des prifes plus fortes
& en moindre nombre.

A ces observations generales qui conviennent à tous
les Febrifuges, on doit ajoûter une regle particuliere qui
est importante dans l'usage
de celuy-cy.

7. Ce n'est pas assés d'observer beaucoup de mediocrité
dans la dose des purgatifs
qu'on donne aprés la cure,
il faut encore que par un
long espace de temps, on se
soit assuré du côté de la recidive avant que de purger ;
car il est assez ordinaire que
la purgation cause le retour
de la fiévre en depravant la
chylification , & en remuant
les matieres fermentatives.

Au reste, pour la purga-
tion qu'on doit faire avant
ou aprés la cure des fiévres

intermitantes , on peut user avec succés du vin purgatif que j'ay décrit dans mon livre du remede Anglois , & qui se prepare avec l'hiere pigre : mais l'extrait purgatif de nos artistes luy est preferable. Son usage est dautant plus facile , qu'on le donne en petite dose & qu'il n'a point de mauvais goût. On peut neanmoins le saupoudrer de sucre ou l'envelopper dans du pain azime , dans la pelure de pomme cuites , ou dans quelques semblables choses ; outre qu'on le peut dissoudre dans un peu de vin ou de boüillon. Il suffit pour les plus robustes d'en donner gros comme une aveline & pour les autres à proportion.

Aux femmes groſſes on en donnera ſeulement demie doſe, & aux petits enfans une quatriéme partie dans quelque confiture que ceſoit.

Quoy qu'il ſoit rare de voir des recidives, quand on a traité & guery les fiévres intermittantes, ſuivant les regles qui viennent d'être preſcrites ; on ſçait neanmoins par experience, qu'il eſt des gens en qui il ſe trouve diverſes ſortes de levains, de façon qu'aprés avoir éteint celuy qui faiſoit une certaine eſpéce de fiévre, il arrive quelquesfois qu'une autre ſe fermente à ſon tour & fait une nouvelle fiévre, ſi par precaution on n'a pas ſoin de l'amortir & de le chaſſer ; c'eſt pour-

quoy ceux qui vuëillent s'affurer d'avantage , doivent
huit jours apres la cessation
de la fiévre prendre une nouvelle prise , & pour mieux
faire encore, une autre quinze jours aprés celle-là , ou du
moins quelques prises de l'extrait de Thé, qui fera même
preferable pour les personnes
delicates.

Quoyque cette precaution
soit utile, il ne faut pas croire
neanmoins qu'elle soit abfolument neceffaire , puifque
fans l'oferver, il ne fe trouve
pas un malade entre cent qui
tombe dans le cas de la recidive,& qu'au pis-aller lors de
cét inconvenient, il fuffit de
repeter ce qu'on avoit fait,
ce qui eft d'autant moins cha-

grinant, que le remede eſt
tres-facile & ſon prix tres-
modique.

Au reſte les priſes de ce
remede étant en petit volume & en petit nombre, il eſt
ſi propre à être tranſporté,
qu'on peut même l'envoyer
par la poſte à tres-peu de-
frais, ſoit dans les Provinces,
ſoit dans les Royaumes étrangers, outre qu'étant en conſiſtance de ſirop, le ſucre le
rend tellement inalterable,
qu'on peut même l'envoyer
dans les Indes, ſans craindre
que le temps, ny la mer luy
ôtent rien de ſa vertu.

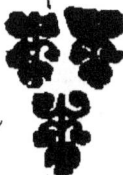

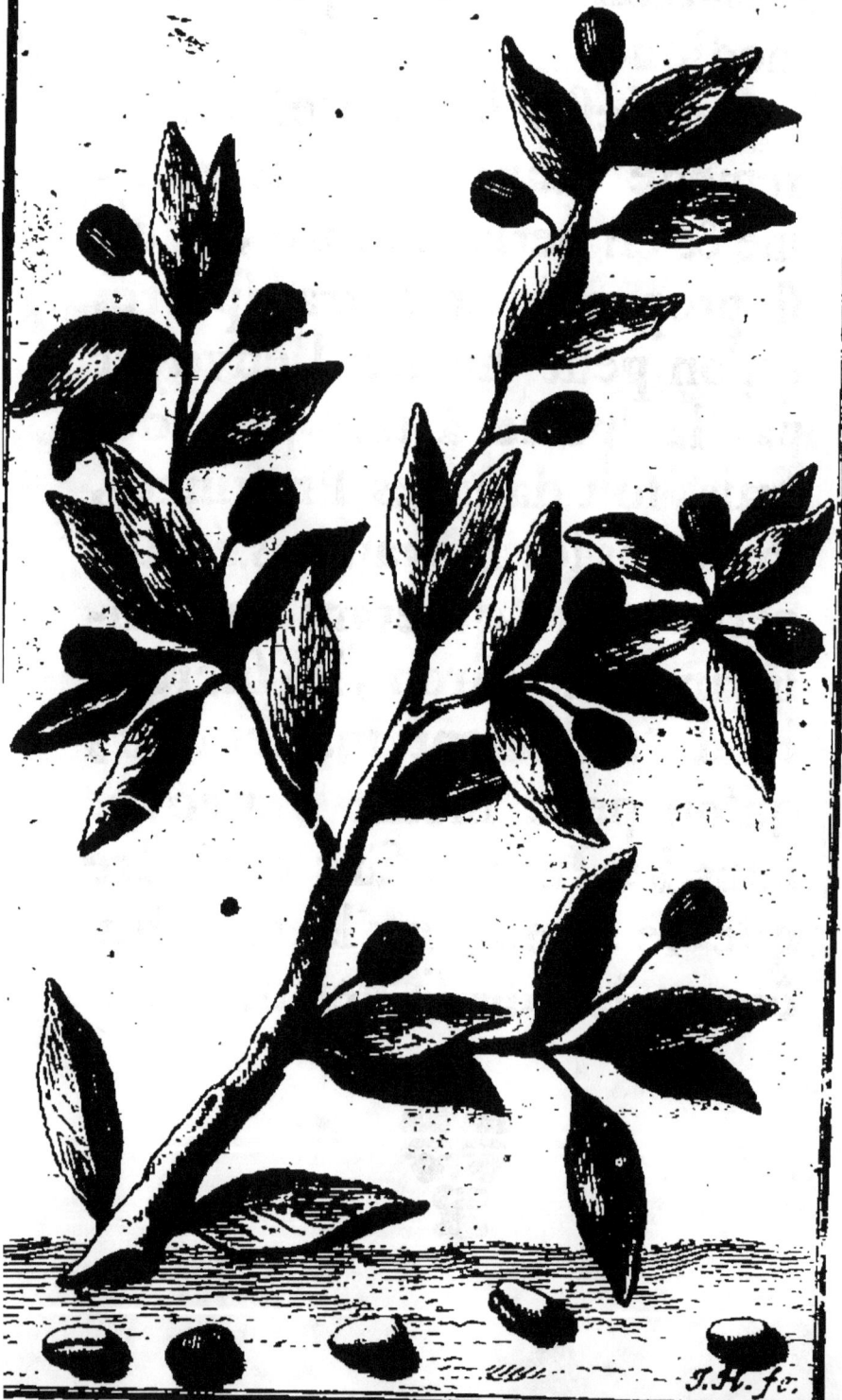

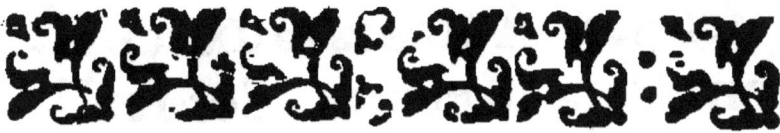

LE BON USAGE
DU THE', DU CAFFE',
ET
DU CHOCOLAT.

SECONDE PARTIE

Traitant de la nature, des propriétés,
& du bon usage du Caffé.

CHAPIRE I.

Des lieux où on cultive le Caffé, de sa forme,
& de ses differentes denominations.

L E Caffé est une plante qui croît en abondance dans le Royaume d'Yemen qui fait partie de l'Arabie heureuse , & encore selon

quelques Auteurs aux environ de la Mecque. Ses feüilles reſſemblent en quelque
ſorte à celles du ceriſier, mais
elles ont encore plus de rapport à celles, de l'évonime
qu'on nomme encore fuſin,
ou bonnet de Prêtre , avec
cette difference neanmoins
quelles ſont plus épaiſſes &
plus dures , & qu'elles con-
ſervent toûjours leur verdeur. Le principal corps de
cette plante, eſt une ſorte de
tige qui reſſemble aſſez bien
à celles de nos féves domeſtiques , & en effet ſon fruit
qui eſt aſſés du goût & de la
conſiſtance de nos feverolles,
eſt renfermé au nombre de
deux grains dans une petite
eſpéce de gouſſe ; c'eſt pour
cela

cela qu'on reconnoît ce fruit
en Europe pour une efpéce
de féve Indienne. Quoy-
qu'il en foit, chacun en deci-
dera comme il luy plaira aprés
l'infpection de la tige & de la
graine qu'on a fait reprefenter a la premiere page de cette
feconde partie.

Cette plante fut reconnuë
par les premiers Auteurs qui
en ont traité , fous le nom de
bon ou fous celuy de ban en
bonchum , ou felon quelqu'uns buncho & buncha. Les
Egyptiens l'appellent affés
ordinairement *Elkavie*, & les
Arabes *Cachua*, comme pour
faire un diminutif de leur
Cachaundiano , dont ils croyent qu'elle eft l'efpéce la
plus menuë , & c'eft appa-

remment par cette raison qu'ils ont nommé Caoua sa teinture, qui est leur plus delicieuse & plus ordinaire boisson ; cependant cette teinture a été plus generalement nommée Caphé ou Caffé, & même à present on donne indistinctement ce nom a la drogue & à sa teinture.

Ce nom a neanmoins reçeu quelque corruption parmy certaines nations , car par exemple les Allemands écrivent plus volontiers *Coffi* ou *Coffé* ; les Anglois *Coffé*, & les Turcs *Chaube*, mais plus ordinairement *Cahué* à cause dequoy ils donnent aux lieux où il est debité en detail, un nom Turc qu'on traduit en françois Cavehannes,

& je ne doute pas au reste, que cette plante n'aye receu encore d'autres noms en Europe ou aillieurs , mais rien ne m'engage à les rechercher tous pour les rapporter icy, & le Lecteur sera sans doute contant , quand aprés ce qui vient d'être dit , il apprendra que pour m'accommoder à nôtre usage , je comprendray dans ce traité sous le nom de Caffé, la plante , la graine , & la teinture dont je dois parler.

A L'égard de la graine, elle a tant de solidité qu'on ne peut n'y l'amollir ny la cuire, soit en la faisant tremper, soit en la faisant boüillir dans l'eau ; c'est pourquoy s'il étoit possible de tirer de tou-

te sa substance une espéce
d'aliment, il seroit beaucoup
plus pesant & plus indigeste
que les differends ragoûts
qu'on fait avec nos féves.
J'ay observé neanmoins qu'elle n'est qu'à peine un jour
ou deux dans l'eau froide,
sans jetter une espéce de germe, & sans rendre une teinture verdâtre; ce qui destruit
l'opinion de ceux qui pre-
tendent que les Arabes la
passent sur le feu avant que
de la negocier, à dessein d'en
détruire le germe, & d'empêcher par cette precaution,
qu'elle ne soit cultivée dans
d'autres pays; adjoustez que
cette observation est soute-
nuë de l'experience; car Monsieur d'Errere qui fait icy

un fort grand commerce de
Caffé, aſſure qu'un Gentil-
homme de ſes amis, en a ſe-
mé & en cultive avec ſuccez
pres de Dijon depuis pluſieurs
années ; qui vient dans la
même forme que celuy d'Arabie dont il n'eſt differend que
par l'odeur, qui n'eſt pas à
beaucoup pas ſi forte ny ſi
agreable.

CHAPITRE II.

De la nature du Caffé.

LE Caffé qui eſt inſipide
lors qu'il eſt encore en
graine, ne laiſſe pas d'avoir
conſiderablement d'amertume & d'aſtriction ; lors qu'il
a été preparé pour l'uſage
comme il ſera dit cy aprés ;

c'eſt pourquoy je ſerois obligé
d'expliquer icy la nature des
amers, ſi je ne m'étois acquité de ce devoir dans la premiere partie de cét opuſcule,
où je renvoye le lecteur, pour
ne le point ennuyer par d'inutiles repetitions. Cependant pour ajoûter à la doctrine generale des amers, ce
qui conſtituë l'eſſence particuliere du Caffé, voicy ce que
je dois faire remarquer.

Si le Caffé en graine n'a
point d'amertume, & s'il n'en
a même que tres-mediocrement lors qu'il eſt preparé
pour l'uſage, il n'a auſſi dans
ſa compoſition qu'une tres-mediocre quantité de particules acides ; mais auſſi comme il eſt fort ſolide & fort

pefant, il a pour principe pre-
dominant, des particules terreftres que j'ay encore nom-
mées Alkalis, ce qui n'empêche pas qu'il n'ait beaucoup
de parties fubtiles, fermentatives & tres-faciles à fe déta-
cher. On l'a dû comprendre
par ce qui à été dit de la couleur verdâtre qu'il rend dans
l'eau froide,& il feroit difficile
de le demontrer plus clairement, qu'en preparant cette
teinture brune & favoureufe
qu'il rend dans l'eau boüillante, aprés qu'il a été roti &
pulverifé ; puifquelle fe fait
dans un moment, & qu'il ne
faut qu'une tres-petite quantité de poudre pour la rendre
confiderablement chargée.

Par cette teinture brune,

on doit entendre cette fameuse boisson qui a retenu le nom
de sa matiere , & qui a toûjours été la plus ordinaire &
la plus delicieuse liqueur des
levantins : elle est même si
connuë & si usitée dans l'Europe, que dans la seule ville
de Londres, il-y-a plus de trois
milles maisons destinées à
boire du Caffé, dans lesquelles il-y-a de grandes sales, où
l'on voit tout le jour & une
bonne partie de la nuit, un
tres-grand nombre de bu-
veurs; & l'on sçait qu'à Paris
il s'en fait une prodigieuse
consommation, non seulement
chez les Marchands de li-
queur, mais encore dans les
maisons particulieres & dans
les communautés.

nouri

Cette boisson toute simple
qu'on ne prend que comme
nouriture ou par forme de regal, ne laisse pas d'avoir des
propriétés medicinales, qui la
doivent faire considerer au
moins comme un aliment medicamenteux ; c'est pourquoy
elle seroit beaucoup mieux entre les mains des Artistes que
dans celles des Limonadiers,
qui ne sont pas assez experimentés dans la preparation
des simples, pour conserver les
parties plus essentielles de
ceux qui passent par le feu,
n'y assez sçavans dans l'art
de guerir, pour être en état
d'en prescrire le bon usage.

Si on observe la couleur,
l'odeur, la saveur & la consistance de cette boisson, prin-

l

cipalement lors qu'elle est preparée avec le lait, on se persuadera aisement, que les parties subtiles & delicates du Caffé sont grasses & étherées, puisquelles, donnent a cette boisson une douceur en quelque sorte onctueuse, & qu'elles s'unissent analogiquement avec les parties butireuses du lait sans les separer de sa serosité, ce qui arriveroit infailliblement, s'il y avoit dans cette teinture, aucun autres principes predominants que les corpuscules étherez.

En effet la seicheresse du Caffé, nous persuade qu'il n'a presque point de corpuscules liquides ; le peu de sel fixe qu'on en tire, par l'incineration, nous assure qu'il n'est pas beaucoup chargé d'acides; la vertu qu'à sa teinture de desalterer & de desenyurer, nous marque assés qu'elle n'est pas abondante en corpuscules ignées ; & s'il est vray qu'il soit dans son tout beaucoup chargé de particules terrestres , les parties grasses & étherés s'en detachent si facilement dans l'extraction de sa teinture, qu'elles ne retiennent qu'une trespetite quantité des plus legeres, & que le reste se precipite au fond du vaisseau en forme de marc ou de fœces.

Voicy maintenant ce qu'on doit inferer generalement parlant des observations precedentes.

1. Le Caffé pris en subStance fatigueroit extraordinairement l'Estomach, diminüeroit le mouvement & la fluidité de la maSSe du Sang, & cauSeroit neceSSairement des obStructions dans les viSceres qui Sont pleins de vaiSSeaux capilaires comme le foye & la ratte.

2. Sa teinture mal depurée c'eSt-à-dire trop chargée de Ses parties terreStres, peut cauSer les mêmes indiSpoSitions par un uSage continué.

3. Au contraire cette teinture preprarée avec toute forte de precaution, doit être d'autant plus Salubre, qu'elle ne contient que les parties plus Subtiles, plus douçes &

plus étherées du Caffé, du moins fi l'on en excepte quelques corpufcules ignées qui volatilifent fes parties, quelques particules acides qui font la faveur de fa teinture, & une tres-petite quantité de corpufcules terreftres qui fervent a lier fes fubftances volatiles, & à leurs donner, que confiftance, fans quoy elles fe diffiperoient auffi toft qu'elles feroient agitées par l'air, ce qui n'arrive pas.

4. Les parties deliées, & volatiles de cette teinture, ne fçauroient être agitées par le ferment de l'Eftomach, fans être fublimées vers la tête en confiftance de vapeur, elles ne fçauroient s'y porter, fans enlever avec elles le peu

de particules terreſtres qui
leur donnent cette conſiſtance, & les unes & les autres
ne ſçauroient par cette ſublimation abandonner les plus
péſantes, c'eſt-à-dire les plus
terreſtres & les plus ſolides,
ſans que celles c'y ſoient pre-
cipitées avec celerité dans les
inteſtins, jointes à l'eau qui
avoit ſervy a l'extraction de
ſa teinture, à laquelle elle ſervent de vehicule, d'où reſultent tous ces effets ſurpre-
nans, qui cauſent l'admira-
tion des naturaliſtes & de
ceux qui pratiquent actuellement l'uſage du Caffé.

5. Quoyque le plus ordi-
naire effet de la boiſſon
du Caffé, ſoit de corriger toutes eſpéces d'intemperies; on

voit neanmoins des perſonnes
qui ſe ſentent échauffées par
ſon uſage , & il s'en trouvent d'autres au contrare,
qui n'en ſçauroient boire ſans
ſouffrir des indigeſtions , ſans
ſe trouver univerſellement
affoibliës, en un mot ſans reſſentir toutes ces incommodités , qui ſont ordinairement
cauſées par les alimens & par
les remedes qu'on dit être
potentiellement froids. .

Mais il ne faut pas croire
que cette derniere obſerva-
tion, ſoit particulierement ap-
plicable au Caffé ; on en peut
dire autant des plus ſimples
& des meilleurs alimens , qui
rencontrent quelquesfois dans
les parties ou dans le ſang, des
diſpoſitions qui ne s'accom-

modent pas avec leurs qualitez : c'eſt pourquoy je tiens
qu'ils n'y a perſonne qui ne
doive s'aſſurer ſur l'uſage du
Caffé, avant que de ſe reſou-
dre à le continuer, puiſqu'il
ſe pourroit faire qu'il ſe trouveroit des diſpoſitions particulieres & contraires à ſon
action, dans ceux mêmes à
qui l'on pourroit croire qu'il
conviendroit le mieux, par
rapport à leur conſtitution
univerſelle.

Je ne ſçaurois donc dire
avec quelques Auteurs que
le Caffé eſt chaud, & qu'il
ne convient qu'à des perſonnes flegmatiques ; n'y avec
d'autres, qu'il eſt froid &
qu'il ne convient qu'aux bilieux & aux ſanguins ; n'y

encore moins avec ceux qui
veulent qu'étant de qualité
temperée, il ſoit generalement utile à toutes ſortes de
perſonnes ; car je ſçay au contraire qu'il ſe trouve indifferemment entre les bilieux, les
ſanguins, les pituiteux, & les
melancoliques, des perſonnes
à qui il fait du bien, & d'autres à qui il fait du mal : c'eſt
pourquoy , bien qu'il ſoit
vray qu'il y ayé peu d'alimens ny de medicamens ſi generalement bon que la Caffé;
chaque particulier doit examiner dans les premiers eſſais,
ſi par quelques diſpoſitions in-
terieures & inconnuës , il ne
ſeroit point à ſon égard dans
le cas de l'exception. En un
mot je ne ſçaurois donner icy

de regle plus generale &
tout enfemble plus raifonna-
ble , que celle de dire que
chacun doit en continuer ou
ceffer l'ufage, fuivant le benefice ou les incommodités qu'il
en recevra.

Cette regle generale a neanmoins comme toutes les autres fes exceptions ; puifqu'il
eft des perfonnes qui fans
faire aucune épreuve , peuvent s'affurer que le Caffé ne
leurs conviendroit nullement,
car par exemple celles en qui
la nature à befoin d'une chaleur extraordinaire, ou (fi l'on
ofoit ainfi parler) d'une efpéce de fiévre, pour faire la
digeftion & l'expulfion des
impuretez ou des fuperflui-
tés dont elle eft opprimée,

fe doivent abftenir de fon ufage, par cette raifon qu'il amortit les levains, au moyen defquels cette chaleur eft ex-citée. Ceux qui ont des in-fomnies caufées par une ma-tiere inherente aux parties in-terieures de la tête, en doi-vent auffi être privez, puif-qu'il augmenteroit ou que du moins, il entretiendroit trop long-temps le mouve-ment de ces matieres. Ceux qui font fujets aux crache-ment de fang, ne pourroient en boire fans danger une confiderable quantité, puif-que l'action de fes parties volatiles d'une part, & celles de fes parties referrantes de l'autre, cauferoient des expe-ctorations & peut être des soulemens d'Estomach qui les meneroient à des facheuses recidives celles en qui l'Estomach est tres foible, qui le sentent pesant & à qui il donne des aigreurs & de rots, ne pourroient en user habituellement sans, s'attirer une facheuse indigestion ; car il ne se pourroit que ses parties terrestres qui luy donnent la vertu d'amortir les levains, n'affoiblissent le ferment digestif. Les femmes enceintes qui sont encore dans les premiers mois de leur grossesse , & celles qui sont sujettes aux pertes de sang, n'en doivent faire pareillement qu'une usage tres-reservé, car on sçait par experience qu'il a la vertu de pousser puissamment par la matrice,

On pourroit faire avec raifon quelques inftances contre
cette derniere obfervation ;
fi aprés avoir dit que le Caffé
n'a que peu tres-peu de fel
fixe, je ne rapportois la caufe de cette vertu Hyfterique
à un autre principe , c'eft
pourquoy je dois faire remarquer, qu'il ne faut pas conclure
de cette petite quantité de fel
fixe, que le Caffé aye trop
peu de particules acides pour
être un grand apetitif ; car
étant abondant en particules
étherées & volatiles , il ne fe
pourroit que la plus grand
part de fes acides , ne fuffent
enlevées par fes parties volatiles lors de fa calcination ,
quand même on le brûleroit
avant que d'en avoir extrait

la teinture, & c'est d'ou vient
que lors de cette extraction,
la plus grand-part de ses acides, se detachent conjointe-
ment avec les particules étherées & s'etendent avec elles
dans le liquide, de maniere que
cette teinture n'est à proprement parler, que la dissolution
& l'extension d'une espéce de
sel volatile; Or si l'on sçait par
experience, que les sels volatiles detachez de toute autre
principe, sont diaphoretiques
& sudorifiques ; on sçait aussi
qu'ils sont diuretiques & Hy-
retiques, lors qu'il sont unis
comme dans la teinture du
Caffé, avec des particules terrestres & pesantes qui les pre-
cipitent.

Aprés ces observations, on

comprendra facilement pourquoy le Caffé a toutes les vertus que j'ay attribuées au Thé,
& plusieurs autres encore qui
luy sont particulieres, & que
je deduiray incontinent ; mais
comme ce que j'en dois dire
regarde l'usage du Caffé, je
dois auparavant parler du
choix qu'on en doit faire, de
sa bonne preparation, & de
quelques autres choses aussi
utiles ; mais qui ne tiendront
lieu que de simples accessoirs.

CHAPITRE III.

*Du choix, de la torrefaction & du
prix de la graine de Caffé.*

LE choix de la graine de
Caffé ne consiste qu'en
deux circonstances ; l'une
qu'elle soit nette, c'est-à-dire

sans addition d'aucune espéces de corps étrangers ; ce que
la vuë decouvre aisement ;
l'autre qu'elle soit autant
nouvelle qu'il est possibles,
de quoy on sera suffisamment
assuré, si elle est bien entiere
si elle a un œil grisâtre & si
elle est bien odorante , car
lors qu'elle est surannée , elle assez ordinairement quelques grains vermoulus , &
d'ailleurs elle est toûjours ou
trop brune ou trop blanche,
& ne sent presque rien.

On avoit crû jusques icy que
la blancheur de cette graine
étoit une marque certaine de
sa bonté , mais comme il m'é-
toit arrivé plusieurs fois d'en
trouver de cette sorte qui
n'avoit pas la moindre odeur,

&

& dont la teinture étoit prefque infipide, je m'avifay d'engager un de mes amis qui étoit
à Marfeille, de m'en envoyer
de tout frais debarqué & de
la meilleur forte, ne pouvant
pas douter que celuy là ne
fût de beaucoup plus reçent
que celuy que nos droguiftes
tirent de Holande par Roüen,
par cette raifon que le premier eft tranfporté en tres-
peu de temps, de l'Arabie au
grand Caire & du Caire à Marfeille par la Mediteranée, au
lieu que l'autre eft le plus
fouvent un année entiere fur
la grande, Mer & beaucoup
plus de temps encore dans les
magafins des Hollandois, pendant quoy l'action de l'air
peut bien enlever fa couleur

K

grisâtre, que j'ay toûjours
trouvée à celuy que j'ay fait
venir de Marseille, & auquel
j'ay trouvé moins de blancheur, mais beaucoup plus
d'odeur, plus de goût & plus
d'éfficacité, que dans celuy
que je tirois auparavant de
Roüen ; d'où il en vient
neanmoins encore une autre
mechante espéce qui est d'un
gris affés brun, & qui n'a
acquis cette couleur, que pour
avoir été exposée pendant
plusieurs années, à routes les
ordures & à toute la ver-
mine d'un Magasin.

Quant-a ce qui regarde le
prix de cette graine, il y a
quelque temps qu'elle se ne-
gocioit en gros sur le pied de
quarante jusqu'à soixante li-

vres le cent , mais depuis cinq ou six mois, elle a monté jusqu'à quatre vingt, & celle de la bonne sorte se vend dans le detail vingt quatre & vingt cinq sols la livre, ce qui fait que les trompeurs sont obligés de l'augmenter par l'addition des poix pour y trouver leur compte ; car la preparation de la poudre de Caffé est maintenant si generalement connuë , que tous ceux qui en usent habituellement se seroient donné la peine de le preparer , si les Marchands n'eussent reduit son prix à quarante sols , sur lequel ils ne feroient presque aucun profit , s'ils employoient du Caffé pur à vingt-quatre sols la livre, trois liv. de ce Caffé ne produisant gueres. plus de deux livres de poudre bien preparée.

Ce calcul joint à la fortune de quelques gens qui font commerce de Caffé m'ayant fait soupçonner cette sophistication, je formay le dessein d'en découvrir le mistere, & pour cela je fis brûler & je tiray de la teinture de toutes nos espéces de féves, & en suitte de toutes nos sortes de pois. Je trouveray que nos féves romaines, ou d'Aricot donnoient une teinture tres-desagreable, & qui n'approchoit en rien de celle du Caffé; & j'observay que celle de nos grosses féves en approchoit un peu plus, celle de nos feverolles, encore d'a-

vantage , & beaucoup plus
encore celle de nos pois jaunes , & fur tout ceux qui
ne cuifent point.

Aprés cela ayant affeété en
diverfes rencontres , d'entrer
en converfation avec quelques gens faifant commerce
de Caffé , & de leur faire
comprendre que je fçavois
ce qui fe pratiquoit à l'égard
de cette fophiftication , je me
confirmay & je me rendis
même plus fçavant dans ce
que j'avois prefumé , car plufieurs m'avoüerent qu'ils ajoûtoient en effet au Caffé une
troifiéme partie de pois , mais
qu'à cet effet ils preferoient
les pois d'Efpagne , qui font
jaunes comme les autres mais
beaucoup plus petits.

Quant-à la torrefaction du
Caffé, la maniere dont elle se
fait ordinairement est tres-
deffectueuse. On met seulement cette graine sur un feu
de charbon dans une bassine
de cuivre étamé, ou dans
une terrine de terre vernissée,
& on la remuë continuellement avec un instrument de
fer, jusqu'à ce qu'elle soit
suffisamment rotie, c'est-à-
dire à peu prés à demie bru-
lée, ce qui luy donne une
couleur tannée fort obscure.
Alors on la tire du feu, & on
prepare ensuitte la poudre, en
la maniere qui sera expliquée dans le chapitre suivant ; mais je dois dire aupa-
vant que le Caffé ne peut
être rôti par cette methode,

sans causer la dissipation de
ses parties plus étherées, plus
volatiles, & plus salubres;
puisque cette dissipation est
necessairement excitée par le
feu, & que ces rotissoirs n'ont
rien qui la puisse empêcher,
tellement que cette sorte de
Caffé, ne peut rendre qu'une
teinture indigeste & presque
inefficace.

Il y a deux sortes de personnes, qui ne reconnoissent
que trop souvent cette verité
par leur propre experience,
sçavoir celles qui ont l'Estomach foible & delicat & celles qui ont de tres-puissans
levains & de tres-fortes vapeurs, car dans les unes, le
Caffé ainsi mal preparé cause
des indigestions, des nausées,

& quelquefois le vomiſſement
même , & dans les autres , il
n'empêche preſque jamais la
ſublimation n'y l'effet des vapeurs , c'eſt ce qui a fait dire
à Monſieur Sylveſtre du Four,
que ceux qui pourroient trouver le ſecret de rotir la graine de Caffé , ſans cauſer la
diſſipation de ſes parties volatiles , en tireroient une teinture de beaucoup plus agreable & plus ſalubre, que celle
de celuy qui eſt roti en la maniere vulgaire ; auſſi avons
nous appris de Monſieur Bernier qui a beaucoup voyagé
au Levant, qu'au Caire qui
eſt une des plus grandes Villes
du monde, où il s'en conſom-
me une prodigieuſe quantité,
les connoiſſeurs luy avoient
aſſuré

assuré qu'il n'y avoit que
deux hommes qui eussent le
secret de le bien preparer, &
qui fussent en reputation pour
cela.

Quelques gens qui ont re-
cherché ce secret, ont inventé une sorte de rotissoir qui
se tourne à la broche, &
donc on se sert dans la plupart des grands Caffez de
Londres ; mais comme ces rotissoirs, sont de cuivre rouge,
qui peut communiquer une
tres-méchante qualité au
Caffé, & qu'ils sont parsemez
de troux dans toute leur étenduë ; bien loin d'empêcher la
dissipation des parties volatiles
du Caffé, on peut dire qu'ils
y contribuent en quelque sorte, car la broche dont il sont

traversés étant placée devant
la feu & sur des chenets, comme
celles qui servent a rôtir la
viande, il arrive que pendant
qu'on la tourne, les parties
du feu qui entrent par les trous
qui sont du côté de la che-
minée, poussent directement
les parties volatiles du Caffé
vers les trous qui leurs sont opposés, où elles ne rencontrent
que les parties de l'air, qui
ne peuvent pas resister à l'a-
ction d'un aussi puissant im-
pulseur qu'est le feu ; de sorte
qu'elles se dissipent continuellement, sans même qu'aucunes
d'elles puissent être reverbe-
rées sur leur matiere, au lieu
qu'en remuant le Caffé dans
une simble poële, on oblige
toûjours quelqu'unes de ces

mêmes parties a rentrer dans la masse dont elles étoient issuës.

Il est vray que quelques personnes ayant reconnu ces inconveniens, ont fait faire ces rotissoirs de fer & non troüés, mais elles ont été bientôt contraintes d'en rejetter l'usage, par ce qu'elles ne pouvoient ainsi rotir le Caffé sans un fort grand feu, ce qui luy faisoit sentir le brulé d'une maniere tres-des-agreable.

A mon égard j'ay inventé une nouvelle maniere de rotir le Caffé, dont le lecteur profitera sans doute avec plaisir ; elle consiste a un double rotissoir qui est aussi a la verité traversé par une broche , & troué en bien des endroits, mais qui se place dans un fourneau de reverbere construit expres, en sorte que son amplitude n'excede le volume du rotissoir, que de l'espace de trois doigts dans toute sa circonference ; outre que d'aillieurs les trous des deux tuyaux de ce rotissoir, sont disposés de telle façon, que ceux du premier tuyau ne sont pas vis-à-vis ceux du second, étant au contraire directement opposés aux espaces pleines qui sont entre ceux là ; Si bien que ces espaces reverberent la plus grande partie des particules volatiles qui en sortent, & que quand les autres se viennent presenter aux trous du second tuyau, elles sont en quelque sorte repoussées au dedans, par les parties

du feu qui agiffent continuellement fur toute la furface
pendant même que la broche
tourne, au moyen du reverbere dont le fourneau eft couvert.

Au furplus, comme les fourneaux de reverbere confer-
vent parfaitement bien la
chaleur, ou n'eft pas obligé
dans celuy-cy de rotir le Caffé
avec un feu ardent, & l'on
peut même (comme j'ay fait)
trouver fi juftement la quantité, le degré, & le temps du
feu qu'on doit donner, qu'a-
prés fon entiere confomma-
tion, le Caffé fe trouve preci-
fement rôti au degré qu'il le
doit être ; d'où refulte deux
avantages confiderables : le
premier que le Caffé rôti a

une douce chaleur, n'a point cette facheuse acrimonie, qu'on trouve ordinairement dans celuy qu'un feu violent a impregné de particules ignées : l'autre que le Caffé torrefié sans aucun excez dans le plus ny dans le moins, est d'autant plus salubre que quand il l'est trop peu, sa teinture est pesante & indigeste, & qu'au contraire quand il l'est trop, elle est amere terrestre & par consequent astringente dans un degré excedent.

Au surplus, je donneray bientost au public une nouvelle machine, qui sera encore preferable a celle icy dont par cette raison je me dispenseray de donner la figure.

CHAPITRE IV.

Du choix , de la conservation,
& du prix de la poudre, ou fa-
rine de Caffé.

LEs regles que j'ay don-
nées dans le chapitre precedent, pour le choix de la
graine du Caffé, font plus que
fuffifantes pour ceux qui ne
veuillent point être trompés
à cét égard ; mais il n'eft pas
à beaucoup prés fi facile , de
▶ les mettre en état de precaution, contre les furprifes de
ceux qui vendent la poudre
fophiftiquée en la maniere qui
a été ditte ; puifqu'on ne peut
principalement diftinguer cette poudre, de celle qui a été

fidellement preparée, que par
une odeur particuliere, sur laquelle il m'est impossible de
m'expliquer clairement, & sur
laquelle il ny a que la delicatesse de l'odorat & une longue
experience, qui puissent établir une connoissance certaine ; ainsi tout ce que je puis
dire à cét égard , est que si
on la trouve fort odorante, &
qu'on puisse reconnoître par
sa couleur, si la graine n'a été
trop , n'y pas assés rotie , on
pourra croire qu'elle est du
moins passable ; mais le meilleur seroit de n'en prendre
que de gens dont on soit
assurés, ou du moins de la preparer soy même.

Pour y proceder avec toute
la precaution possible, il ne

faut pas a l'exemple de quelques gens, la piler simplement
dans un mortier, & la passer
dans un tamis decouvert, car
de cette façon, on ne conserve pas bien ses parties volatiles ; c'est pourquoy il est
beaucoup mieux de la broyer
dans ces sortes de Moulinets
qu'on fabrique exprés , &
qu'on trouve chez les Quin-
callèurs, encore faut il qu'a-
prés avoir mis la graine de
Caffé dans un de ces moulinets, on recouvre son embouchure, avec un couvercle de
tolle de fer ou au moins de
fer blanc , ayant des bords
comme le couvercle d'une
boëte, & ayant un trou dans
son milieu seulement assés
grand , pour donner passage à

la tige du moulinet.

C'est encore une negligen-
ce blamable, que de mettre
simplement un plat, une terrine, ou quelque semblable
vaisseau au dessous du moulinet pour recevoir la farine,
comme on le pratique assez
ordinairement, car de cette
maniere, cette farine se trouve
exposée à l'air durant un
temps assés considerable, pour
perdre beaucoup de ses parties volatiles ; c'est pourquoy
il est mieux d'avoir une bour-
ce de cuir, dont l'entrée soit
attachée à la circonference du
cul du moulinet, en sorte
que la farine qui y tombera,
ne puisse être atteinte en aucune façon par les parties de
l'air. Il faut tout de même

qu'elle foit mife enfuite dans
un tamis exactement couvert,
& que les parties groſſieres
qui n'ont pû traverſer les pores du tamis, ſoient de nouveau broyées dans le moulinet
avec les mémes precautions,
ou du moins pilées dans un
mortier exactement couvert ;
en un mot ou ne ſauroit donner trop de ſoin pour conſer-
ver ces parties volatiles, qui
rendent le Caffé bien preparé
auſſi ſalubre & auſſi agreable,
que celuy qui eſt negligem-
meñt apreſté eſt degoutant &
pernicieux.

Aprés avoir dit tant de fois
que les parties volatiles du
Caffé, ſe detachent tres facilement de ſes parties plus materielles , & qu'il eſt nean-

moins tres-important de prevenir ce detachement par toute sorte de moyens, le lecteur
a dû comprendre, que ce n'est
pas assés d'avoir preparé sa
farine avec toute les circonstances prescriptes, mais qu'il
faut encore la conserver pour
l'usage avec de nouvelles precautions, en quoy les Marchands de Caffé ont accou-
tumé de pecher, car après
avoir pezé cette farine par
demy livres, ils se contentent
de l'envelopper dans un simple papier gris, & de l'exposer
ainsi dans leurs boutiques. Il
est beaucoup mieux de la conserver dans des poches de
cuir a doubles coutures &
bien fermées, comme on faisoit il y a quelque temps, &

encore mieux comme on fait
maintenant dans des boëtes
d'Allemagne fermant a vis, &
doublées de plomb & de cuir
rouge ; mais avec tout cela
il est encore a propos que les
Marchands & les particuliers
ne s'aprovisionnent pas trop de
cette farine, & qu'à chaque
fois ils n'en preparent qu'autant qu'il en faut, pour la
consommation qu'ils en peuvent faire en deux ou au plus
en trois mois.

J'ay déja dit que le prix ordinaire de la poudre de Caffé, est
de quarante sols pour livre, &
que ce prix est trop modique
pour la subsistance des Marchands qui la preparent fidellement, c'est-à-dire avec la
meilleure graine & sans au-

cune addition ; ainſi ceux qui ſeront aſſurés de la pro-bité de ces Marchands ; ne doivent pas heſiter à la payer un écus ou au moins cinquante ſols la livre, à moins qu'ils ne fuſſent dans des lieux où la graine de Caffé ſoit moins chere qu'a Paris. Les artiſtes de nôtre Laboratoire, qui rotiſſent le Caffé avec le rotiſſoir & dans le fourneau dont il a été parlé, & qui par cette raiſon diſtingue ſa poudre par le nom de Caffé volatile, en ont fixé le prix à un ecu la livre.

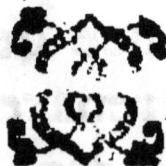

CHAPITRE V.

De la prepation de la teinture ou boißon de Caffé , & de son usage en General.

LEs precautions qu'on doit prendre pour conserver les parties volatiles du Caffé, se doivent étendre jusque à la preparation de sa teinture. Pour cela il faut observer.

1. De ne mettre la poudre dans la Caffetiére que quand l'eau commence a boüillir; car en la mettant avec l'eau froide, il ne se pourroit que beaucoup de ces mêmes parties ne fussent dissipées, avant que le feu eût excité le premier boüillon.

2. D'empecher que l'écume qui monte incontinent aprés ce premier boüillon, ne se repande hors de la Caffetiere, ce qu'on évite en la tenant exactement bouchée & en la remuant de moment à autre, deux choses qui servent merveilleusement a faire rentrer dans la liqueur, les parties subtiles qui s'élevent pendant l'ébullition au dessus de sa superficie.

3. De ne la faire boüillir qu'environ la troisiéme partie d'un quart d'heure, une trop longue ébullition, forçant toûjours quelques parties volatiles à s'échapper par les jointures du couvercle.

4. En un mot qui voudroit aller la dessus au dernier raffinement

nement, devroit preferer au
feu de bois ou de charbon,
celūy de la flâme de l'eau de
vie rectifiée, qu'on fait brûler
commodement à cét effet dans
des fourneaux d'argent ou de
fer blanc, aufquels font jointes leurs Caffetieres , & qui
font fi legers & en fi petit volume , qu'un voyageur les
peut porter commodement
dans la poche, avec la taffe,
le Caffé , le fucre & l'eau de
vie. Ceux de fer blanc qu'on
tire d'Angleterre font beaucoup mieux travaillés que
ceux qu'on trouve à Pa-
ris, outre que le fer blanc
des Anglois, eft Eftamé avec
une Eftoffe beaucoup plus
fine que le nôtre , ce qui fait
qu'il refifte mieux au feu; mais

M

aprés tout, ils n'ont en France & en Angleterre qu'une même forme, que j'ay fait reprenter icy en faveur des personnes de Provinces, qui n'en ont pas encore vû, non seulement tels qu'ils sont lors que toutes leurs piéces sont assemblées ; mais encore d'une façon propre, à faire voir distinctement chacune de ces piéces, dont on expliquera l'usage à la fin de ce livre, aussi bien que de toutes les autres figures que j'ay données.

page 149.

pre figure

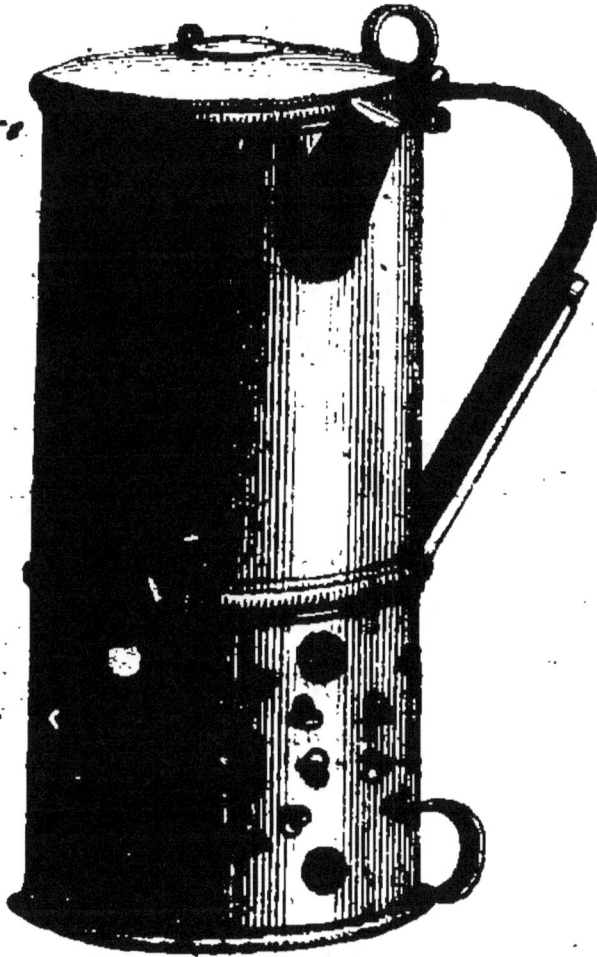

2e fig.

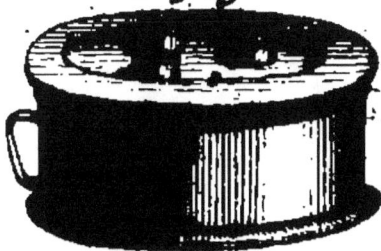

3e fig.

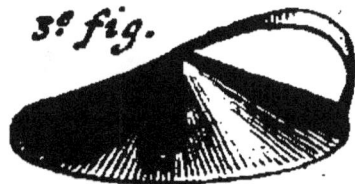

M ij

J.H. fec.

Outre ces Caffetieres a fourneaux de la façon commune,
j'en ay encore inventé d'une
nouvelle espéce qui sont plus
portatives, & dont on sera bien
aise de voir icy la figure, en at-
tendant que j'aye publié la
machine dont j'ay déja parlé,
& dont ce fourneau portatif
n'est qu'une legere idée , l'u-
sage de celle là étant infiniment plus étendu , ainsi qu'on
l'apprendra par l'explication
que je feray publier.

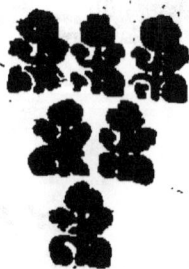

p.^{re} fig.

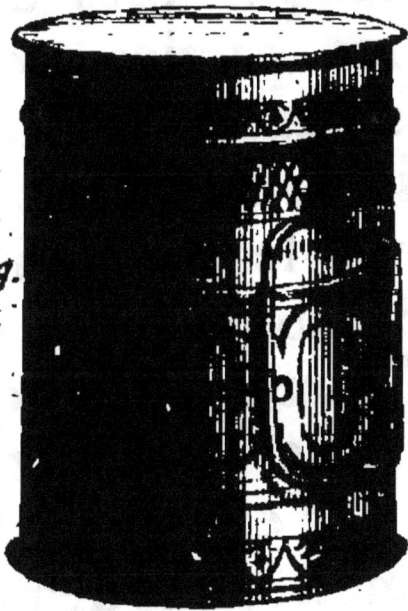

2.e fig.

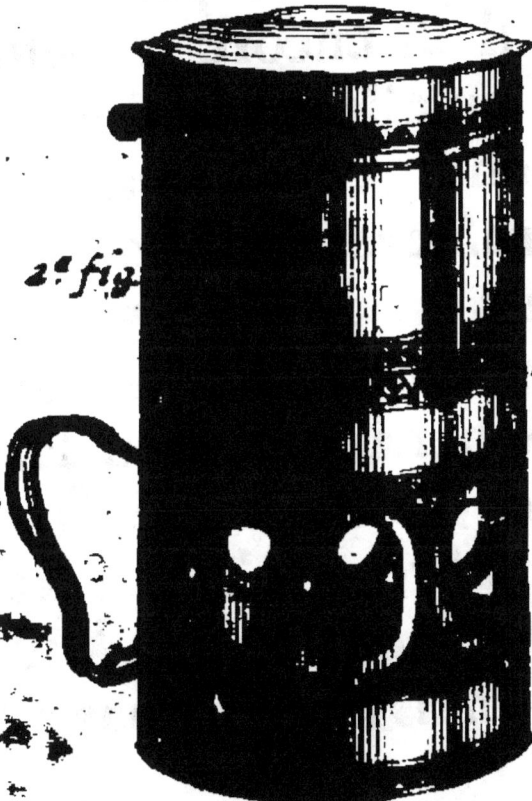

J. H. fec.

Ce n'est pas assés de conserver les parties volatiles du Caffé dans la preparation de sa teinture , car pour la rendre aussi legere aussi distributive & aussi salubre qu'elle peut l'être, il faut qu'elle ne soit que mediocrement chargée ; c'est pourquoy il suffit de mettre une demy once de poudre pour six prises de boisson ; il est encore tres-important, qu'elle ne soit aucunement chargée du marc ou parties grossieres de la poudre; ce qui fait qu'on observe ordinairement de la verser doucement & par inclination dans le chiques, & de ne le faire même qu'aprés qu'elle à reposé un moment un peu loing du feu ; mais on sçait par ex-

perience que ces precautions
ne font pas fuffifantes, pour
avoir une teinture bien depurée, a caufe de quoy je me fers
encore de deux moyens dont
il eft bon que le public foit
informé. Le premier eft d'ac-
celerer la precipitation de ces
parties groffieres, en jettant
quelques goutes d'eau froide
dans la Caffetiere au moment
qu'on la retire du feu ; l'autre
eft de preferer à toutes efpéces de Caffetieres, une forte
de Caffetiere de fer blanc
que j'ay inventée, & qui eft
conftruite de telle forte, qu'elle a vers fon fond une amplitude, qui fert merveilleufement a retenir le marc de fa
teinture, lors qu'on la ver-
fe dans la chique, & de plus

encore une espéce de filtre
a son bec, qui ne donne passage qu'aux seules parties de la
liqueur. La premiere figure
de la planche qui suit, represente cette espéce de Caffetiere, & les autres figures
designent la forme de toutes
les autres espéces de Caffetieres qui sont en usage, &
qui peuvent aussi bien que celle là, indiferemment à la
preparations du Thé & du
Chocolat, ce qu'on comprendra mieux par ce qui en sera
dit dans la troisiéme partie de
ce livre.

Cette

pag. 155

p.ʳᵉ fig.

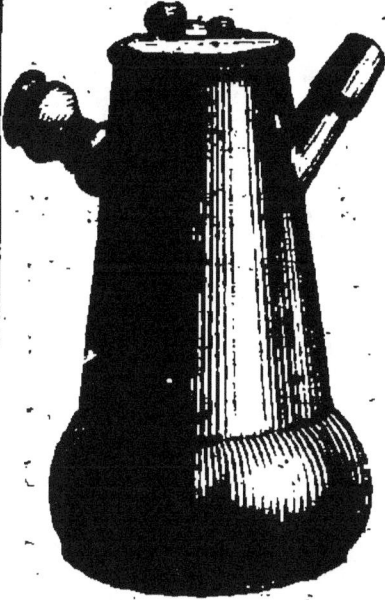

2.ᵉ fig.

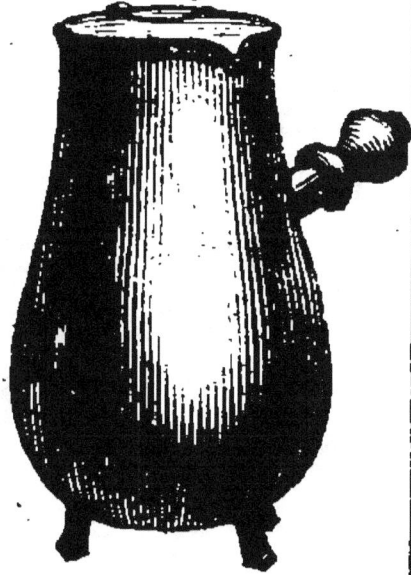

3.ᵉ fig.

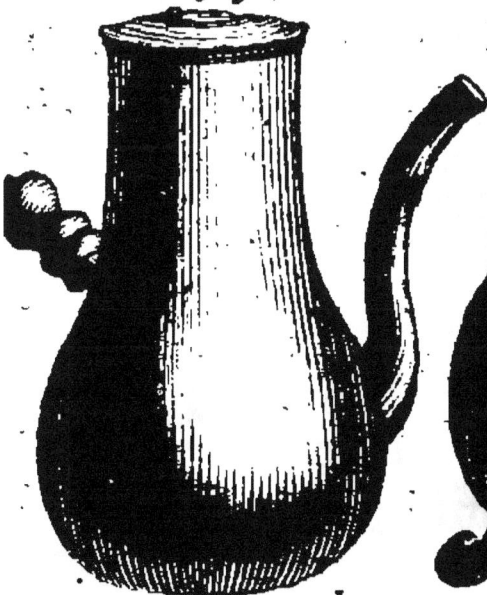

4.ᵉ fig.

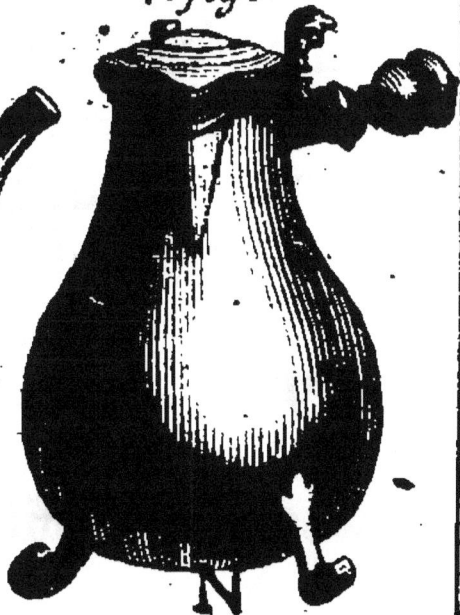

N

J. H. fe.

Cette liqueur seule a une amertume & un goût de brûlé, qui la rend tres-desagréable, sur tout à ceux qui n'y sont pas habitués ; c'est pourquoy ordinairement on y ajoûte pour chaque prise une demie cueillerée de Sucre en poudre : ce qui fait une Liqueur à laquelle on n'a pas de peine à s'accoutumer : neanmoins ceux qui par une fausse prévention, croyent que le Sucre est échauffant de quelque maniere qu'il puisse être pris, affectent de ne la point sucrer, croyant que de la sorte elle est beaucoup plus salubre ; mais ils reviendroient bien-tôt de cét erreur, s'ils avoient auprés d'eux de veritables Médecins, qui leurs fissent compren

dre que le Sucre eft une efpéce de fel effentiel, que les
acides font les principes do-
minans de toutes efpéces de
fels, que la propriété effentielle des acides eft de rafraî-
chir, & que fi la Chimie nous
fournit des efprit acides qui
font cauftiques & brûlans,
comme l'efprit de Nitre &
l'Eau forte ; c'éft parce que
ces efprits font des efpéces de
mixtes, qui abondent d'ailleurs en particules ignées,
qu'on peut écarter & affoi-
blir fuffifamment, pour faire
de ces mêmes efprits des liqueurs tres-rafraîchiffantes,
en y ajoûtant un volume d'eau
confiderable : car après cela
ces Medecins leurs perfuade-
roient aifément, que les mé-

N ij

chans effets de l'usage immoderé du Sucre, dependent de
la vertu relâchante & affoiblissante de ses parties musilagineuses, & que cette vertu
est suffisamment détruite, lors
que ces mêmes parties sont
desunies & écartées par un
certain volume de liqueur;
outre que la vertu astringente & reserrante du Caffé, est
tellement opposée à celle que
je viens de dire, qu'il ne peut
résulter de ce mélange qu'u-
ne qualité moyenne ; c'est
pourquoy on peut sans inconvenient consulter son goût,
sur l'agrément qu'on veut
donner au Caffé par l'addition du Sucre ; mais il est
meilleur qu'on l'aye auparavant réduit sous les differen-

tes formes de sirops dont il sera parlé cy aprés.

On feroit beaucoup plus
mal si à l'exemple de quelques personnes voluptueuse;
on ajoûtoit à la Boisson de
Caffé l'essence d'Ambre , les
Poudres de Canelle, de Gerofles & de Cardamome, ou quelques autres espéces de Parfums ou de drogues aromati-
quesque ce soit ; parce que le
mouvement de leurs parties
volatiles, prevalant sur celuy
de celles de Caffé, elles en in-
terrompent l'action , & pri-
vent ceux qui en usent des
bons effets qu'ils en espé-
rent.

Au reste on ne prépare ordinairement la boisson de
Caffé, que dans le temps mê-

me qu'on veut en user, & à
la verité on fait bien d'observer cette maxime, la plus
nouvelle faite étant toûjours
la meilleure ; mais on pourroit neanmoins sans beauconp
d'inconvenient à l'exemple
des Marchands de Liqueur,
préparer cette Boisson le matin, & la garder pour servir
au besoin pendant toute la
journée, pourvû qu'elle soit
toûjours entretenuë chaude
dans une Caffetiere exactement fermée ; car lors qu'elle a été une fois refroidie, elle perd son bon goût & ses
qualitez, qu'il n'est pas possible de luy restituer en la ré-
chauffant, ny même en la
faisant boüillir de nouveau,
c'est pourquoy comme on fait

un affés grand ufage de cette
Boiffon en nôtre Laboratoire,
auffi bien que de celle du
Thé & du Chocolat , j'ay inventé une forte de Fourneau
qui au moyen d'une lampe à
trois petites mêches , peut
entretenir fort chaudes pendant tout le jour ces trois fortes de Boiffons , & cela d'autant plus commodément que
cette chaleur eft toûjours
égale, & qu'elle eft entretenuë
à peu de frais. Les curieux feront fans doute bien aife de
trouver icy la Figure de ce
Fourneau, que j'ay fait reprefenter icy pour leur fatisfa-
ction.

page 162.

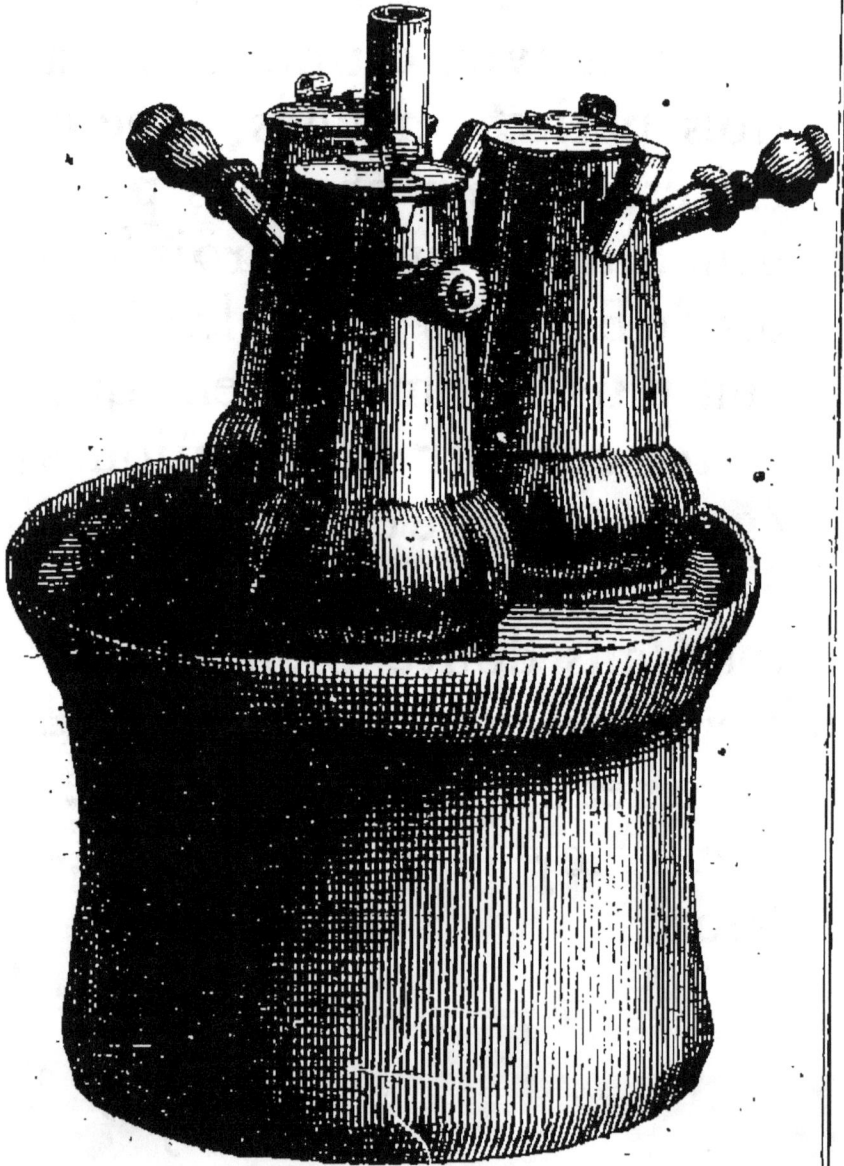

J.H. fec.

Si la boiſſon de Caffé qui
eſt entretenuë chaude durant
un temps conſidérable par ce
moyen, ou par quelques autres
équivalens , n'eſt guere
moins bonne que celle qui
eſt faite ſur le champ , il n'en
eſt pas ainſi de celles que pré-
parent les Marchands inte-
reſſés , avec le marc dont on a
déja tiré une premiere teinture ; car on ne peut tirer de
ce marc qu'une purée indi-
geſte , obſtruante & ſans aucune vertu ; il eſt vray que
ces Marchands ajoûtent ordinairement à ce même marc
un peu de nouvelle poudre ;
mais cette addition ne ſert
qu'à rendre un peu moins
mauvaiſe, une choſe qui de ſoy
ſeroit dêteſtable , n'y ayant

aucun aliment dont l'usage
soit plus à craindre que la
boisson de Caffé , renduë
indigeste par une prépa-
ration negligée ; c'est pour
cela que les Peuples du Levant n'observent pas seulement la maxime de ne la point
laisser refroidir ; mais encor
celle de la boire aussi chaude
qu'il est possible , & même
doucement & à diverses reprises, pour ne point fatiguer
l'estomach : c'est de cette maniere de la prendre, dont The-
venot entend parler dans la
Relation de ses Voyages,
quand il dit que dans les Caveannes du Levant , on entend une assés plaisante Musique de humerie ; mais outre
cette Musique, il est encore

des Caveannes en Turquie,
où les Maiſtres entretiennent
une ſimphonie de voix &
d'Inſtrumens pour donner du
plaiſir à leurs Buveurs.

Cependant on ne peut douter
que le Caffé dont ils uſent, ne
ſoit beaucoup plus chargé
que celuy qu'on nous aporte,
des parties volatiles qui en
doivent faire toute la bonté
& toute la délicateſſe ; & en
effet Monſieur Bernier qui
n'avoit pû s'accommoder de
celuy qu'on luy avoit preſenté
pluſieurs fois en Egypte, trou-
va ſi excellent celuy qu'il bût
dans les Ports de l'Arabie
Heureuſe , qu'il en prenoit
tous les jours avec plaiſir cinq
ou ſix taſſes. Ce Medecin aſſure que dans les Indes &

dans la Perse, on n'en use que
tres peu & seulement dans
les Ports de Mer , mais que
par toute la Turquie on en
fait un fort grand usage. Peu
s'en faut que les Anglois &
les Hollandois ne suivent l'e-
xemple des Turcs, & peu s'en
faut aussi que nous ne soyons
aussi avancés que ceux-là sur
cette habitude ; mais en re-
compense les Epagnols , les
Italiens & les Flamands ne s'y
portent pas volontiers , &
peut-être que nous ferions
mieux d'en user aux occasions
comme remede , que d'en
prendre habituellement sur
le pied de nourriture ; du
moins ay-je connu par experience, qu'on peut faire tres-
utilement diverses operations

medecinales de cette graine,
fur lefquelles je m'explique-
ray dans le Chapitre fui-
vant.

Mais au refte les perfonnes
de qualité qui prennent par
delice la boiffon de Caffé, ont
accoûtumé de la faire fervir
en compagnie fur des Soucou-
pes de Criftal, de Porcelaine,
ou de Fayance de Hollande,
mais plus ordinairement fur
des Portes-chiques qu'on appelle Cabarets à Caffé, & dont
on pourra voir les differentes
formes dans la Figure fuivante.

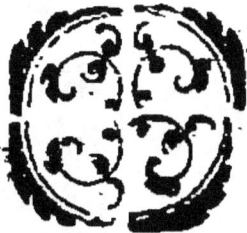

pre fig.

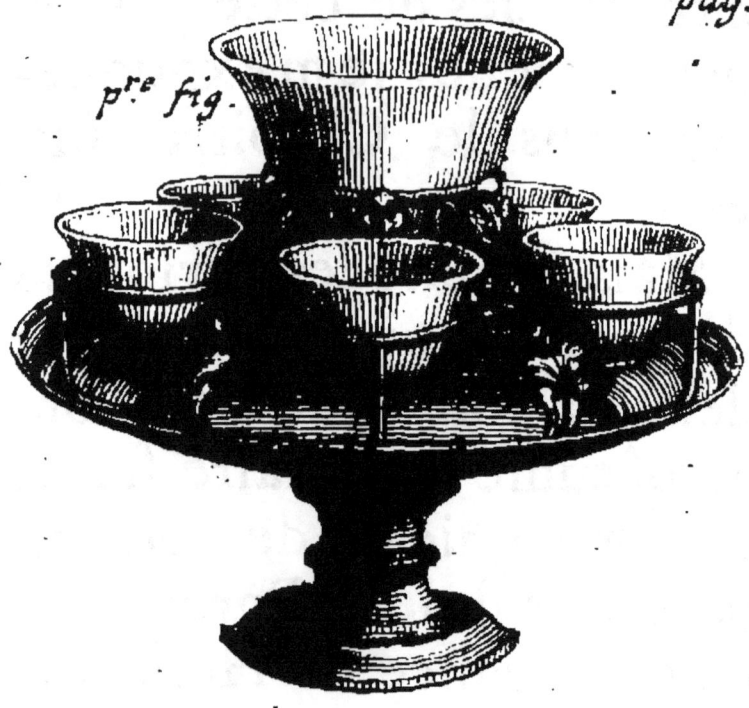

2e fig.

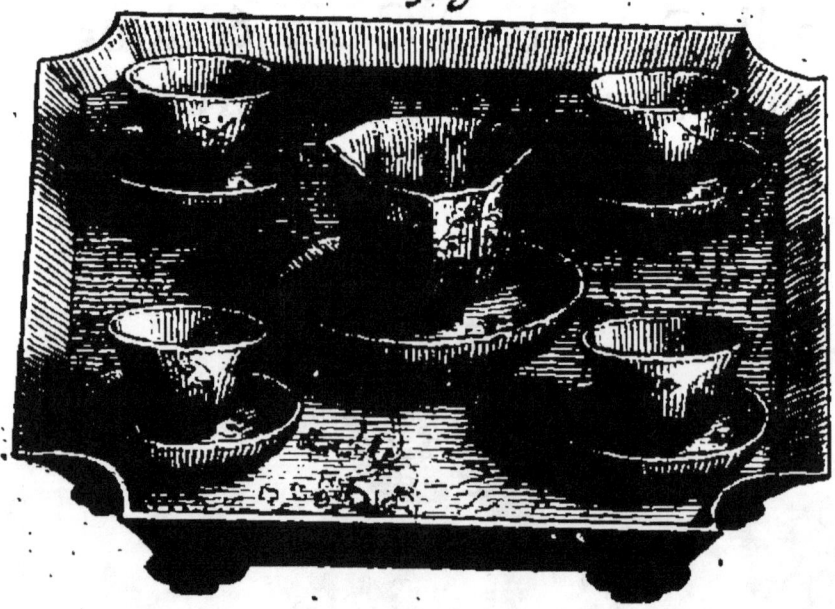

J. Hainzelman f.

Au furplus c'eft l'opinion de
plufieurs grands perfonnages
que la boiffon de Caffé (non
plus que les autres breuvages
familiers ou domeftiques) ne
rompt point le jeûne, pourvû
qu'on la prenne par une efpéce de neceffité, & nullement
à deffein de faire fraude aux
Commandemens de l'Eglife ;
fi bien que les perfonnes foibles, & celles qui font tom-
bées dans une efpéce d'inani-
tion, en peuvent tirer un fe-
cours d'autant plus confiderable, dans les jours d'abfti-
nence, qu'elle émouffe la
faim, & qu'elle foûtient le
cœur plus que toute autre
boiffon, c'eft peut-être par
cette raifon que les Turcs qui
fe picquent d'être fort reli-

gieux, croiroient avoir rompu
leur jeune, s'ils en avoient sen-
ty la fumée pendant l e Rha-
madan, qui eſt l'eſpéce de Ca-
rême ordonné par Mahomet.

CHAPITRE VI.

Des preparations Medecinales du Caffé.

LEs preparations mede-
cinales du Caffé que
j'ay inventées, & que j'ay mi-
ſes en pratique avec beaucoup de ſuccez, ſont ſes ſels,
ſon huile fixe, ſon eau diſtillée & ſon Sirop: j'ay déja parlé de ſes ſels dans le traité du
Thé, où je me ſuis reſervé à
donner dans le Journal de Medecine, la matiere d'extraire
l'eſſen-

l'effentiel, & où j'ay dit que
le fixe fe tiroit comme tous
les autres par incineration,
l'exivation, filtration, eva-
poration & cryftalifation, ce
qui doit fuffire à cét égard,
puifque rien n'eft plus familier aux artiftes que ces operations, & qu'apparemment
nulle autre perfonne ne fe
voudroit donner la peine de
les pratiquer.

Quant à l'huile fixe du Caffé; voicy la maniere de la preparer. Prenez une livre & demie de graine concaffée, rem-
pliffez-en les deux tiers d'une
cornuë de vérre bien luttée,
placés-là au fourneau de reverbere, adaptés-y un grand
bâlon ou recipient, & aprés
avoir lutté exactemét les join-

O

tures, donnés le feu par degrés, il en sortira premierement un flegme comme de l'eau, puis des vapeurs d'un jaune tirant sur l'Orangé, & ensuite une matiere terrestre & noirâtre qui est l'huile dont il s'agit, aprés l'extra-ction de laquelle vous laisse-rés refroidir les vaisseaux, & les ayant deluttez, vous sepa-rerez cette huile par le filtre, puis si vous voulez la rectifier, vous en ferés une sorte de pâte avec une quantité suffisante de sable que vous metrés dans une cornuë, & l'ayant placée dans un fourneau à feu nud, vous en ferés la distillation selon l'art.

C'est un bon remede contre les maladies hysteriques.

On la donnera prefque toûjours avec fuccés à la quantité de fix ou huit gouttes, a-
vec trois onces d'eau d'armoi.
fe, dans la fuppreffion des
menftruës, dans la jauniffe ou
jƈeritie, & dans toutes les
efpéces de fuffocations de
matrice : j'ay connu même
par experience que fa feule
vapeur receuë par le nez,
abaiffe tres efficacement les
vapeurs uterines. Elles n'eft
pas moins bonne pour refoudre les tumeurs froides, &
peur diffiper les douleurs des
jointures, étant mêlée avec
une troifiéme partie de nôtre
efprit de vin Corallin, & appli-
quée fur les parties tumefiées
ou douloureufes.

Pour ce qui eft de l'eau di-

stillée, elle est d'une preparation tres-facile : Jettez dans
deux pintes d'eau boüillante,
une dragme de sel fixe de Caffé, & trois onces de sa poudre ou farine, faites boüillir
le tout durant un bon demy
quart d'heure, puis l'ayant
tiré du feu, & le marc étant
affaissé, versés par inclination cette teinture dans un
Alembic de verre, & y ayant
adapté un chapiteau & un
recipient, & lutté les jointures avec de la colle & du papier ; distillés au Bain-marie
& gardés pour l'usage dans
une fiole bien bouchée, l'eau
que vous trouverés dans le recipient. On peut s'en servir
en place d'eau d'armoise avec
l'huile de Caffé, contre

toutes les maladies Hysteriques dont il vient d'être parlé. Il arrive aussi quelquefois,
qu'en la donnant au poid de
quatre onces au commence-
ment de l'accez, elle guerit
en assez peu de prises les fiévres intermittantes ; c'est
pourquoy il seroit difficile de
trouver un Vehicule plus efficace, lors qu'il s'agit de donner le sirop de Thé febrifuge.

A l'égard du sirop de Caffé, voicy la maniere de le preparer ; tirez la teinture d'une
once & demie de Caffé, avec
une pinte d'eau & une dragme de son sel fixe, en la maniere cy-devant expliquée,
& par la même methode tirés
pareillement la teinture d'une

once de fleurs de Noyers avec
une pinte d'eau, & une dragme
de sel essentiel de Caffé, puis
ayant mêlé vos teintures, &
y ayant ajoûté dix clouds de
Gerofles, & si grains de Cardamome, passés le tout par un
double linge, ou par une
chausse claire & nette, puis
l'ayant mis dans une bassine
avec cinq livres de sucre fin,
cuisés vôtre sirop jusqu'en
consistance, observant de le
bien écumer, mais sans autre
clarification.

On le peut prendre seul à
la quantité de deux cueille-
rées; mais la plus ordinaire &
la meilleure façon d'en user,
est de le mettre en place de sucre dans le Thé, ou dans la
boisson même de Caffé, envi-

ron à la quantité d'une cueillerée pour chaque prife.

Comme il tient du moins
autant de la nature de l'aliment que de celle du remede;
on peut le prendre de l'une ou
de l'autre maniere indiffe-
nemment à toutes les heures
du jour; mais il eft neanmoins
d'un effet plus fenfible lors
qu'on le prend le matin à
jeun, ou dans d'autres tems a-
prés que la digeftion eft faite.

Il remedie tres-efficace-
ment dans les deux fexes, à
toutes les efpéces d'indifpofitions qu'on attribuë aux vapeurs du foye, de la ratte, &
de la matrice, & par confequent aux maladies hypocondriaques & aux fuffocations
de matrice, ou maux de mere,

aux fureurs uterines, & generalement à toutes les paf-
fions hyfteriques ce qui vient
de la vertu qu'il a de lever
puiffamment les obftructions;
& d'amortir promptement les
levains, qui caufent dans ces
vifceres des fermentations
contre nature.

C'eft pourquoy on en peut
encor ufer avec beaucoup de
fuccés dans les fièvres intermittantes, dans les maladies
des reins & de la veffie, dans
les Coliques bilieufes, dans la
Goutte, dans les Rhumatif-
mes, dans le Scorbut, dans
les Ecroüelles; dans la Migraine, dans toutes autres efpéces de maux de tête, &
même dans les inquiétudes,
& dans les infomnies qui font

caufées

cauſées par une ſéroſité irritante, dans l'aſſoupiſſement, dans les laſſitudes ſpontanées, & généralement dans les maladies qui dépendent de la diſſipation des eſprits, du mouvement dépravé des humeurs, ou de l'aigreur & de la force des levains.

CHAPITRE VII.

Des propriétés particulieres de la boiſſon de Caffé.

J'Ay affecté exprés de donner la preparation du ſirop de Caffé, avant que de parler des vertus de ſa teinture, par cette raiſon que ce ſirop & cette teinture font enſemble une boiſſon beaucoup plus agrea-

ble & en même temps beau-
coup plus efficace, que celle
qu'on prepare simplement
avec le Sucre.

La Teste est la partie de tout
le corps sur laquelle le Caffé
produit de plus considerables
effets ; car par son usage ordinaire, on prévient presque
seurement l'Apoplexie, la Pa-
ralisie, la Létargie, & presque toutes les autres maladies
soporeuses, en préparant sa
Boisson comme il vient d'être
dit avec le Sirop de Caffé. Elle guerit même ordinaire-
ment le vertigo, les Catharres, la Phrenésie & les Fluxions & maux de dents, sur
tout si pour ces indispositions,
on préfere au Sirop de Caffé
celuy de Vanilles, dont il sera

parlé à la fin de la troisiéme
partie de ce Traité.

Mais soit qu'on la prépare
avec l'un ou l'autre de ces Sirops , elle dissipe si efficacement les fumées du vin & des
entrailles , qu'elle desenyvre
sur le champ , & qu'elle abbat
presque avec la même promp-
titude les vapeurs qui causent
les insomnies , les assoupissemens , les inquiétudes , la migraine , & presque tous les autres maux de tête , ce qui fait
qu'en dégageant les esprits
embarassés , elle fortifie la me-
moire & le jugemét, & qu'elle
donne à la volonté une liberté
entiere pour diriger toutes les
actions volontaires , en rectifiant toutes les dispositions ta-
citurnes & mélancoliques, ce

qui a été premierement observé par les Bergers d'Arabie, qui remarquerent avant
qu'on eût fait aucun usage du
Caffé, que quand leurs mou-
tons avoient mangé de cette
espéce de legume, ils gamba-
doient d'une maniere extraordinaire.

C'est pourquoy la vertu
qu'on attribuë au Caffé, de
rendre chastes & pudiques
les personnes qui en font un
usage habituel, est purement
imaginaire, car outre qu'elle
n'a jamais été soûtenuë par
aucunes observations aus-
quelles on puisse ajoûter foy,
la fecondité des femmes du
Levant, prouve d'autant plus
évidemment le contraire,
qu'on sçait que cette Boisson

leur est familiere , & qu'elle porte tant d'esprits vers les parties genitales , que ces femmes n'ont point de reme-de plus prompt & plus assuré que cette Boisson pour faci-liter l'accouchement , pour provoquer les régles retenuës, pour corriger les pertes blan-ches , & pour appaiser ces for-tes de tranchées qu'elles souf-frent assez ordinairement pendant les couches.

Il est vray que l'on auroit pû dire jusques icy, que la plus grande part des parties plus spirituelles & plus efficaces du Caffé , se dissipent par le transport qu'on en fait de l'Arabie en Europe ; mais maintenant qu'on le peut pré-parer avec son Sirop même,

qui en augmente autant la
vertu que le transport la di-
minuë : on la doit regarder
comme un remede, ou du
moins comme un aliment qui
fortifie puissamment toutes les
actions naturelles.

C'est pourquoy cette Boisson étant préparée de la sorte,
donne une vigueur aux parties qui affermit les chairs,
qui dissipe les lassitudes spon-
tanées, qui dissoud les nodo-
sités des jointures, & qui resiste à presque toutes les differentes causes de la mort su-
bite, c'est à dire à celles qui
peuvent faire des suffocations
funestes, par une fluxion su-
bite sur la gorge, par la ge-
nération des polipes dans le
cœur, & par des abscés inté-
rieurs.

Auffi a-t on reconnu par experience, qu'il eſt d'un grand ſecours à ceux qui ſont incommodés par la repletion univerſelle du corps , par la groſſeur particuliére du ventre , & par l'embarras qui ſe fait dans les reins , & qui devient la cauſe generative des Pierres & par conſéquent des Coliques Nephretiques & des ſuppreſſions d'urine.

C'eſt à peu prés par la même raiſon , que la ſimple Boiſſon de Caffé eſt ſi ſalutaire aux goutteux & aux Scorbutiques , que les Medecins Anglois & Hollandois aſſurent que la Goutte & le Scorbut, régnent infiniment moins dans leurs pays depuis qu'elle y a été dans un grand uſage,

ce qui se confirme en quelque
sorte par l'experience particuliere de nos Goutteux qui
s'y sont habitués ; car ils en
tirent du moins ce benefice,
que leurs accés sont moins
fréquens & beaucoup plus
supportables.

On use aussi fort utilement
de la boisson du Caffé, contre
diverses indispositions de l'e-
stomach, sur tout quand elle
a été préparée comme il vient
d'être dit, car lors que cette
partie est provoquée à se soû-
lever, par des matieres irritantes qui causent des vomis-
semens continuels, elle arrête
le progrés de ces matieres, en
amortissant & en émoussant
leurs pointes, & au contraire
lors qu'elle est surchargée

d'une pituite fade & glaireu-
fe qui ôte l'appetit, elle eft
foûlevée fi efficacement par
l'action du fel de Caffé, qu'-
elle eft incontinent déchar-
gée par le vomiffement.

J'ay obfervé encor que
quand la digeftion eft affoiblie par le relâchement des
fibres de l'eftomach, le Caffé
les referre par une action qui
luy eft commune avec toute
les autres drogues qui ont une
efpéce d'amertume, & qu'au
contraire il relâche fes fibres,
& ceux même du canal inte-
ftinal, lors que dans la con-
ftipation du ventre ils font
refferrés, ce qui eft une proprieté effentielle à fes parties
éthérées & oleagineufes, c'eft
d'où vient que plufieurs per-

sonnès qui étoient incommo-
dées d'une constipation habi-
tuelle, ont changé cette méchante disposition, en s'assu
jettissant à prendre chaque
jour, deux chiques de Caffé
incontinent aprés avoir dî-
né.

Cela n'empêche pas nean-
moins que la vertu fortifiante
du Caffé, ne contribuë beaucoup à la guerison du flux de
ventre & du flux de sang; car
il resiste puissamment à ces
sortes de corruptions du ventre qui dépravent le chyle &
qui aigrissent les humeurs,
d'où il arrive que son usage
habituel prévient la généra-
tion des vers, & presque toutes les espéces de Colique.

Il est aussi tres efficace pour

dépurer la masse du sang , & pour mondifier les Poulmons; c'est pourquoy sa Boisson preparée avec le Sirop de Limons, appaise la soif des Febricitans & addoucit la rigueur de leurs accés & de leurs redoublemens , guerissant même quelquefois radicalement les fiévres intermittantes , & preparée avec le Sirop de Vanilles , elle est d'un effet merveilleux pour ceux qui ont la poitrine, naturellement foible , ou accidentellement affoiblie par le Rhume , par la Toux inveterée , par une Pulmonie naissante , & par ces autres espéces de fluxions qui rendent la voix rauque , & qui causent l'Asthme & la courte haleine.

Au reste, ce que j'ay dit de la vertu du Caffé contre les assoupissemens & contre les insomnies, n'est pas à beaucoup prés si contradictoire qu'on pourroit le penser ; car outre l'experience, il est d'ailleurs tres probable qu'avec un même remede, on peut calmer les lés esprits agitez qui empêchent le sommeil, & dissiper les vapeurs par lesquelles les fonctions de l'ame sensitive sont interrompuës.

Je finis en advertissant qu'il se pourroit faire que la rebellion de quelqu'unes des maladies dont il a été parlé, dépendroit de la retention de quelques excretions, c'est pourquoy ceux qui auront

entrepris de s'en delivrer par
l'usage du Caffé, ne s'en doivent rebuter qu'aprés avoir
inutilement tenté d'aider son
action par celle d'un purgatif, en y ajoûtant de temps en
temps en place des Sirops cy-
devant spécifiez, une cueillerée de Sirop magistral pour
chaque prise, ou de quelques
autres Sirops équivalens.

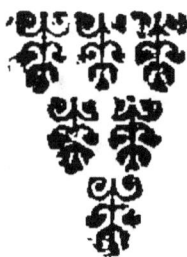

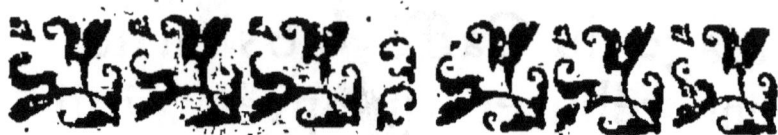

TROISIE'ME PARTIE

traitant de la Nature , des propriétés , & du bon usage du Chocolat.

CHAPITRE I.

Du Chocolat en général.

PEU aprés la découverte du nouveau monde, nous apprimes de nos Voyageurs, qu'entre les autres commoditez de la vie , on y trouvoit une sorte d'aliment composé, qui servoit tout ensemble à rassasier & à desalterer les Americains, qui le mangeoient en pâte ou conferve feche, & qui le beuvoient en liqueur. Nous apprîmes auffi que ces mêmes Peuples comprenoient cette conferve & cette liqueur fous le feul nom de Chocolate ou Chocolatl, par cette raifon que dans leur Langue naturelle *Choco* fignifie fon , & *atte* ou *atle* eau, car lors qu'on prepare cette liqueur, on l'agite avec un inftrument de bois d'une maniere à faire du bruit , voila l'étimologie du nom de Chocolat.

Cet aliment étoit lors auffi peu délicat que fes inventeurs étoient peu raffinez; mais aprés la conquête de la nouvelle Efpagne , les Efpagnols qui fe trouverent dans

une efpéce de neceffité de
s'accoûtumer à fon ufage, ne
manquerent pas d'encherir
fur ce qu'ils en avoient appris
des Indiens, & de le rendre
beaucoup plus agreable par
la foubftraction de certaines
drogues, qui fembloient n'y
être mifes que pour en augmenter la quantité, & par
l'addition de divers aromatiques ou parfums qui pou-
voient flatter le goût. Ce fut
dans cét état qu'ils commen-
cerent à le negotier en Europe & particulierement en
Efpagne, où il fut bien-tôt
dans une eftime prefque gé-
nérale : cependant comme il
ne fe peut guére conferver au
de-là de deux ans, & que les
Négocians confommoient fouvent

vent une bonne partie de ce temps à leurs Voyages, ils furent obligez de changer la difpofition de ce commerce, & de nous apporter en fubftance, les ingrédiens qui font la bafe & l'effentiel de cette compofition ; ce fut alors que nous en apprîmes le myftere, & que nos Phyficiens Scolaftiques fe firent fête d'examiner le formulaire de cette compofition, & felon leurs mauvaifes coûtumes, de former des argumens pour le fophifme, fur un fujet qu'ils fembloient vouloir éclaircir, fi bien qu'ils pafferent bien tôt de la difpute, à ces diffentimens importuns, qui retiennent dans une cruelle incertitude ceux qui cherchent à

Q

s'inftruire , ce qui a étably
tant de faux préjugez , qu'entre un fort grand nombre
d'Autheurs qui ont écrit jufques icy du Chocolat , il n'y
en pas un feul même entre les
plus modernes , de qui on
puiffe tirer aucune inftru-
ction édifiante ; car les premiers aprés s'être vainement
efforcez d'accommoder à
leurs opinions particulieres,
les principes infuffifans de
l'ancienne Philofophie ; & les
Commentateurs qui font venus enfuite , & ceux mêmes
dont les ouvrages viennent
d'occuper nos preffes , ayant
fuivy la même route ; les inutiles raifonemens des uns, fe
reduifent à cette conclufion
que le Chocolat eft froid ; les

argumens des autres à soûtenir qu'il est chaud ; en un mot
les conséquences de quel-
ques-uns , à cette prétenduë
preuve qu'il est temperé , n'y
ayant d'ailleurs aucunes autres differences entre ceux
qui tiennent pour une même
qualité , si ce n'est que les uns
la mette au premier , les autres au deuxiéme , & quelques-uns au troisiéme & au
quatriéme degré.

Comme je ne pouvois faire
aucune application utile de
cette doctrine, & que j'avois
neanmoins pris la résolution
d'approfondir mon sujet , je
me suis trouvé contraint de
negliger la lecture de ces Autheurs, & de me rendre certain par moy même des bon-

nes & des mauvaises qualitez
du Chocolat par un examen
physique & serieux, desin-
grédiens qui entrent dans sa
composition, & des qualitez,
& propriétez qui en doi-
vent resulter. Je ne sçay si
j'auray travaillé avec succés.
Je m'en rapporte au jugement
des bons Physiciens & des
bons Medecins, qui sont seuls
capables d'en juger & d'encherir sur mes observations,
s'ils les croyent dignes de passer à la posterité, ou de les
censurer si elles sont assés dé-
fectueuses pour devoir être
supprimées ; que si je me
trouve reduit dans le cas de
cette censure, je la recevray
avec d'autant plus de défe-
rence, que je n'expose ce

projet qu'à deſſein d'être
deſabuſé, ſi tant eſt que je
ſois dans l'erreur, ou d'être
confirmé dans mes ſentimens,
ſi les habiles gens y applau-
diſſent aſſés, pour me faire la
grace d'y ajoûter leurs obſervations.

Avant que de finir ce Chapitre; Je dois faire obſerver,
que nous avons connu par le
Formulaire des Indiens, auſſi
bien que par celuy des Eſpagnols, que le Cacao a toûjours fait la baſe & l'eſſen-
tiel de la pâte de Chocolat,
& que le Sucre a toûjours été
employé pour doner du corps
& de l'agrément à cette pâte:
c'eſt pourquoy avant que de
parler des ingrediens qui ont
été ſouſtraits, & de ceux qui

leurs ont été substituez par les reformateurs, je traiteray dans le Chapitre suivant de ces deux principales drogues.

CHAPITRE II.

Du Cacao, & du Sucre en particulier.

ON reconnoît icy, & ailleurs sous le nom de Cacao, le fruit d'un arbre qui croit en differens lieux des Indes Occidentales, & principalement à Guatimala, Province de la nouvelle Espagne. Il est à peu prés de la grandeur & de la forme du Châtaigner. Les Indiens le nomment le *Cacava-*

qua huit, & les Europeens Ca-
caotal ou Cacavifere. Ce
fruit eſt renfermé au nombre
de vingt ou trente amandes
dans une ſorte d'écoſſe, dont
on peut comparer la forme
exterieure à celle des melons.

Autrefois on croyoit que
cét Arbre ne pouvoit fructi-
fier ſans être à l'ombre d'autres plus grands Arbres, mais
les Eſpagnols en ont planté
avec ſuccés dans des Vergers
fort découverts & même
dans l'Iſle de Cuba, qui n'a
que trois pieds de terre ſolide. On croyoit auſſi que ſon
fruit ne pouvoit acquerir une
parfaite maturité que dans
l'eſpace de douze mois ou environ, & neanmoins on eſt

maintenant convaincu qu'il
rapporte chaque année en
Juin & en Janvier, & que son
fruit n'est pas si-tôt cueilly
qu'il repousse de nouveau, en
sorte toutefois que la recolte
d'Esté est beaucoup plus considerable que celle d'Hyver,
auquel temps il ne laisse pas
de conserver ses feüilles, qui
ne tombent qu'à mesure qu'-
elles renaissent. Ceux en faveur de qui on donne cette
Histoire, seront sans doute
bien aise de trouver icy la Figure de cét Arbre avec son
fruit, & c'est pour leur donner cette satisfaction, qu'on
l'a placée à la page suivante.

On

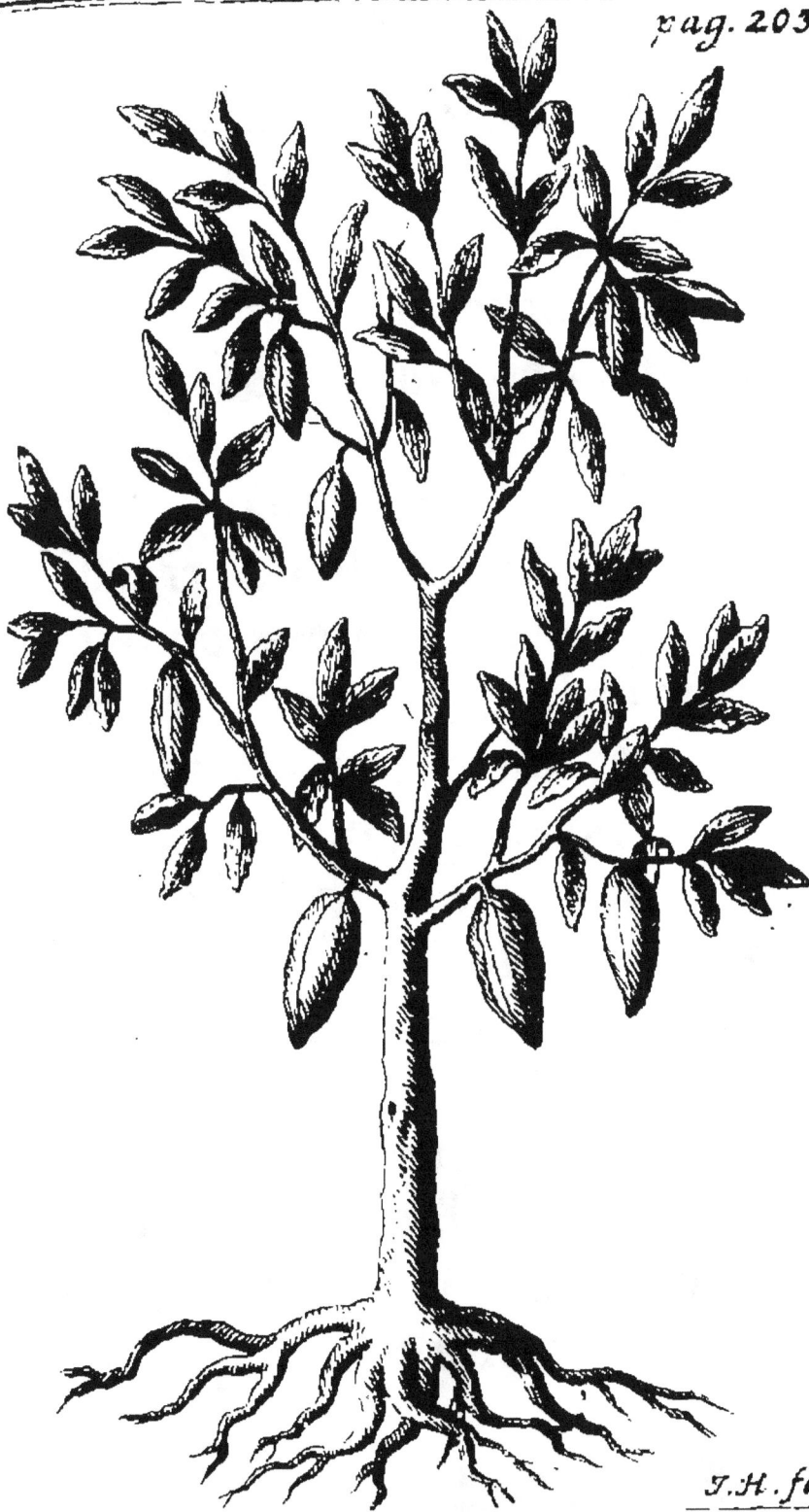

J.H. fe

On cueille ce fruit un peu vert, & lors qu'on a tiré les Amandes de leurs écosses, on les met secher au Soleil sur des Nattes de Jonc pour les rendre propres au commerce; car dans cét état elles se peuvent conserver pendant tout un siecle, & c'est par cette raison, & à cause du grand usage que les Indiens en ont toûjours fait, qu'elles leurs servoient en place de monnoye, pour negocier entre eux les commoditez de la vie, avant que les Europeens y eussent introduit le luxe & l'ambition.

Au surplus nos Voyageurs assurent que dans les Indes, on distingué le Cacao par quelques differences qui se

trouvent dans fa forme &
dans fa groffeur , & en effet
on nous en apporte icy de
quatre fortes qui ne font pas
à beaucoup prés de même
qualité ; ce qui engage ceux
qui veüillent faire du bon
Chocolat , d'entrer dans
quelque forte de choix & de
difcernement fur le fait du
Cacao, pour lequel on prendra des idées utiles dans l'infpection de la Figure fuivante,
& principalement dans l'explication dont elle eft immediatement fuivie.

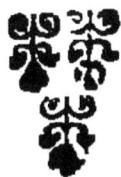

page 206.

A
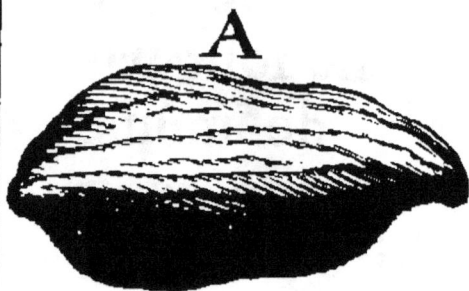

F
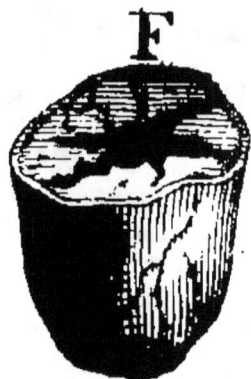

E
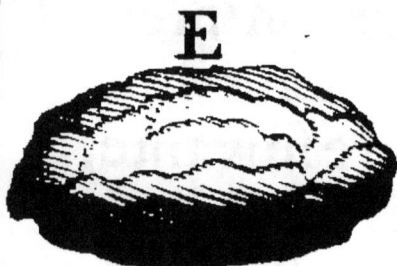

B
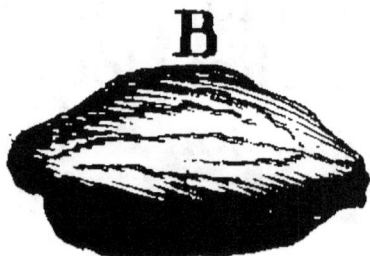

C
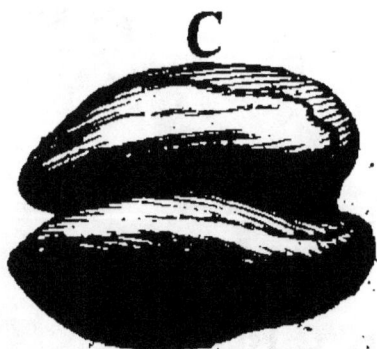

D
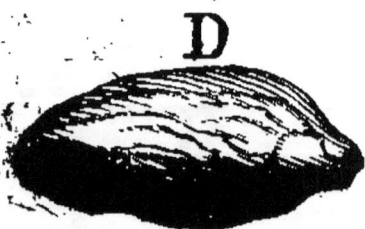

Pour l'intelligence de cette Figure, il faut sçavoir que la plus grosse espéce de Cacao est presque toûjourss la meilleure. C'est celle dont le Caractere est marqué A. Les Amandes de cette sorte sont oblongues inégalés & élevées en rondeur dans le milieu de leurs deux faces. Leur pelure est d'un brun noirâtre, & même plus solide que celle des trois autres espéces, dont celle-cy est distinguée par le nom de gros noir.

Le Cacao qui est marqué B. & qui pour avoir la même forme & la même couleur peut être nommé petit noir, se trouve quelquefois plus savoureux, quoy que généralement parlant il ne doive

être consideré que comme la
seconde espéce en bonté , sa
petitesse provenant pour l'ordinaire, de ce qu'il est venu
dans un climat moins convenable à la nature du Cacavifere , n'y ayant que la terre
de Portovello prés le Perou,
où le Cacao noir vienne fort
petit & tres savoureux.

Celuy qui est marqué C.
est encor moins bon que le petit noir commun ; mais plus
gros & meilleur que celuy qui
est marqué D. ces deux der-
nieres espéces ont leurs faces
fort applaties , & leurs pelures d'un rouge brun tirant sur
le roux ; c'est pourquoy on
les nomme coûtumierement
gros & petit rouge.

Quant à celuy qui est figu-

ré fous la marque E. c'eſt un
amande du gros noir dépoüil-
lée de ſa pelure , pour mon-
trer que ſa ſubſtance eſt divi-
ſée en pluſieurs parcelles con-
tiguës : ce qui eſt encor plus
clairement demontré par la
Figure F. où l'on affecte de
la faire voir coupée tranſver-
ſallement par le milieu.

Ce qu'on vient d'exprimer
touchant les parcelles de chaque Amande de Cacao , eſt
pour avoir lieu de dire que
ces Amandes ſont ſi graſſes,
qu'aprés les avoir tenuës ſur
le feu dans une poële de fer,
aſſez long-temps pour rôtir &
pour briſer leurs pelures , ces
parcelles ſe diviſent preſque
d'elles-mêmes , en ſorte qu'en
remuant alors le Cacao ſeule-

ment avec la main , son integrité est détruite dans un moment.

Si avant cette preparation
on mange de ces parcelles de
Cacao , on trouve que leur
goût est en quelque sorte
moyen , entre celuy de nos
Amandes douces & celuy de
nos Amandes ameres ; car
n'ayant ny la douceur des
unes , ny l'amertume des autres , il ne laisse pas d'avoir
quelque chose de cette saveur
qu'on trouve generalement
dans toutes les espéces d'A-
mandes & de Noisettes, & qui
les fait distinguer de tous les
autres fruits ; mais tout de
même que cette saveur generale , est couverte dans toutes
les espéces particulieres d'A-

mandes & des Noifettes, d'un goût qui eft fpécifique à chacune , & qui dépend de la diverfe quantité & du differend mélange de fes principes; le Cacao a auffi une faveur âpre & aftringente qui étably fon caractere particulier.

Il faut obferver maintenant , que fi les fimples qui ont de l'âpreté , ont de l'aftriction comme ceux qui ont de l'amertume, il eft évident que les uns & les autres ont beaucoup de parties terreftres & acides , & que fi les âpres font plus fupportables à la langue que les autres; c'eft parce qu'ils ont beaucoup de particules capables d'addoucir l'action des autres Elemens. Or comme entre les Elemens des mixtes, il n'y a que les liquides & les étherez qui puiffent faire cét addouciffement; que le Cacao n'a rien d'aqueux , & qu'au contraire il eft fi gras qu'on en peut tirer par expreffion une confiderable quantité d'huile , il faut conclurre que les particules étherées font encor un de fes principes prédominans, & que fans ce principe il ne feroit pas diftingué des amers, d'où il faut inferer la poffibilité qu'il y a d'en tirer des fels febrifuges , comme je l'ay étably en parlant du Sirop de Thé qui guerit les Fievres intermittantes , puifque d'ailleurs il eft fi aifé d'en feparer l'huile.

Il étoit facile aux Voya-

geurs qui ont écrit les premiers du Chocolat , de
reconnoître la graisse surabondante du Cacao , quand
ils n'auroient eu aucune connoissance physique , puis que
lors qu'on prepare cette pâte,
cét excés de graisse paroît
tres sensiblement dans la torrefaction , & dans la dissolution de cette espéce d'A-
mandes ; outre que cette
méme pâte étant étenduë
sur du papier en masse ou en
tablettes , non seulement elle
prend au frais la solidité qui
luy est convenable ; mais on
remarque encore qu'on la
détache ensuite tres-facilement du papier , & qu'elle y
laisse même des tâches si grasses , qu'aux endroits de ces

tâches , on ne le peut pas diftinguer de celuy qui eft hui-
lé pour fervir à des Chaffis.
Ajoutez que le Chocolat ainfi refroidi & folide , fe peut
tres - facilement liquefier de
nouveau par le feu, & même
par la fimple chaleur de la
main.

Mais il n'étoit pas à beaucoup prés fi facile , de découvrir que cette graiffe du Cacao eft mufilagineufe , affoi-
bliffante , relâchante, & par
confequent contraire à l'E-
ftomach , dont la bonne difpofition dépend de la vertu
élaftique de fes fibres & de
la force de fon levain. C'eft
pourquoy ceux d'entre les
premiers & les nouveaux Autheurs qui ont reconnu l'a-

bondance de la graiffe du Cacao , fe font efforcez d'établir une doctrine directement oppofée à cette propofition, en foûtenant que toutes efpéces d'huiles fulphureufes étant inflammables & chaudes , il s'enfuivoit neceffairement que le Cacao qui eft fort gras , devoit auffi être fort chaud.

Il eft vray que quelques-uns de ces Autheurs , & entr'autres Monfieur Sylveftre du Four , qui vient de mettre la main à la plume pour la deuxiéme fois , à deffein de nous apprendre la nature & les proprietez du Chocolat, femble vouloir infinuer que le Cacao eft d'une qualité temperée ; mais c'eft feulement parce qu'il fupofe que les parties tereftres & froides

dont il le croit compofé , cor-
rigent la chaleur potentielle
qu'il croit être effentielle à fes
parties graffes.

Mais fi M' du Four, & ceux
qui l'ont precedé dans cette
opinion , que toutes les huilles
font potentiellement chaudes,
euffent apris comme moy que
le Cacao frais cueilly eft une
efpece de poifon, & qu'ils euffent été affés bons naturaliftes
pour fçavoir la nature particuliere de chaque huile , ils auroient fans doute examiné de
plus prés celle du Cacao, puis
qu'ils n'auroient pas ignoré
qu'il y en a plufieurs de la nature que je luy attribuë , par
exemple celles qu'on tire par
expreffion des Amandes douces , de la graine de pavot
blanc , & des quatre grandes

femences froides , & ils auroient pû apprendre par quelques effais, qu'encore que ces
huiles foient inflammables par
la furabondance de leurs particules étherées, elles ne laiffent pas de contenir beaucoup de parties mufilagineufes , & par confequent froides & relâchantes , puis qu'en
les expofant à l'humidité , ils
auroient eu le plaifir de les
voir en peu de temps reduites
en fimples mufilages.

Ils auroient encore pû expe-
rimenter que fi toutes les huiles potentiellement chaudes
gâtent le teint des Dames, cel-
les-cy au contraire, & fur tout
celles qui font les plus mufilagineufes & les plus froides,
comme celle de la graine &

des semences que j'ay dites,
luy donnent du frais , de la
blancheur & de l'éclat.

Aprés cela reflêchissant
sur l'usage qu'on fait à Mexique de l'huile de Cacao,
où les Medecins l'ordonnent
pour remedier aux inflam-
mations & aux brûlures , &
où les Dames s'en servent fa-
milierement pour l'embellis-
sement de la peau , ils auroient du moins soupçonné
qu'elle auroit bien pû être
de la nature de ces hui-
les musilagineuses , & ils auroient incontinent passé de ce
soupçon à une entiere certi-
tude , en observant les indispositions , qui surprennent
presque tous ceux d'entre
nous qui font un grand usage
Chocolat;

Chocolat ; mais du moins fin-
gulierement & certainement
tous ceux qui n'y font pas
habituez dés l'enfance , &
encor tous qui ont naturellement ou accidentellement l'E-
ftomach foible.

Ce qui les auroit encore
confirmé merveilleufement
dans cette opinion, eft la facilité avec laquelle le Cacao
s'unit & fait corps avec le
Sucre fans aucun intermede,
& fans qu'il foit befoin d'autre myftere que de les écrafer enfembles dans un mortier, ou fur une pierre à l'ai-
de d'une mediocre chaleur,
ce qui dépend de la nature
analogique de ces ingre-
diens : car on ne peut pas
douter que le Sucre ne foit

S

fort abondant en cette espéce de graisse gluante & musi-
lagineuse , qui est pareillement abondante dans le Cacao , & qui produit tant de
méchans effets , puis que les
personnes qui ont l'Estomach
tant soit peu foible , ne sçauroient manger une mediocre
quantité de sucreries , sans
ressentir bien-tôt une espéce
de dégoût , & quelquefois
même une indigestion considerable , ce qu'on ne peut
raisonnablement attribuer
qu'aux parties musilagineuses, relâchantes & affoiblis-
santes du Sucre ; car les Physiciens scholastiques se moc-
quent des gens , lors qu'ils
rapportent tous ces méchans
effets à la prétenduë chaleur

de ce mixte , puis qu'il ne fe pourroit qu'un aliment ou un medicament potentiellement chaud ne produifit des effets tout contraires; outre que le Sucre n'eft que le fel effentiel d'une efpéce de Canne, auquel on ne peut attribuer par confequent aucune chaleur prédominante, comme le fçavent ceux qui connoiffent la nature des Sels effentiels.

Il eft vray que le blanchiment du Sucre fe fait par le moyen de la Chaux , dont il peut retenir quelques particules ignées; mais ces particules font tellement embarraffées dans fes parties graffes & mufilagineufes , & elles y font proportionellement en fi petite quantité, qu'elles ne peuvent au plus qu'y faire cette sorte de correction qui luy donne plus de sechereffe & plus de folidité ; en un mot qui le rend plus fupportable dans le Chocolat, où il entre dans une quantité prefque auffi confiderable que le Cacao qui en fait la bafe, & où la Mofcoüate ou matiere du Sucre ne convient nullement, pour n'avoir pas été dégraiffée par le blanchiment.

Enfin ils auroient achevé de fe convaincre de la difference effentielle, qui fe trouve entre les graiffes chaudes & les graiffes mufilagineufes, par la difficulté qu'il y a d'incorporer les unes, & la facilité qu'on trouve à lier & amal-

gamer les autres avec l'eau
& le lait ; car de ce que la
graiffe du Chocolat s'étend fi
aifément dans ces deux fortes de liqueurs , ils au-
roient conclud abfolument
qu'elles different en nature
de la plufpart des autres
graiffes , & que cette difference dépend de fes parties
mufilagineufes , qui font comme un moyen entre deux ex-
trémes , & qui la rendent également analogique aux huiles
& aux fimples liqueurs.

Sur le fondement de ces
puiffantes confiderations , j'ay
dû conclurre qu'il étoit abfolument neceffaire pour faire
un Chocolat auffi falubre
qu'agréable, de fupprimer la
graiffe furabondante du Ca-

cao, & j'en ay recherché le moyen avec d'autant plus de succés, que par cette souftra-ction, on ne luy ôte point la proprieté de s'amolir suffi-samment, pour être incorporé avec le Sucre, & avec les au-tres ingrediens qui entrent dans la composition de cette pâte ; mais à l'égard du Su-cre j'ay pensé que son blan-chiment étoit une correction suffisante, par cette raison, que son musilage est composé de quelques parties resineu-fes & balsamiques, qui le ren-dent moins froid & moins relâchant que celuy du Ca-cao, ce qui fait qu'il n'a ny le fade ny l'insipide de celuy-cy, qui dans le Chocolat commun, émousse & envelo-

pe les parties délicates des
parfums & des aromatiques
qui pourroient chatoüiller
plus agréablement le goût.

Au furplus cette prepara-
tion du Cacao dont je traiteray cy aprés plus particulierement, eft ce qui a porté nos
Artiftes à donner à leur Chocolat le furnom de dégraiffé,
que les connoiffeurs ont trouvé preferable à toutes autres
fortes de Chocolat, par cette
raifon qu'avec un Eftomach
tres foible, on en peut faire
un grand ufage, fans craindre
d'en reffentir aucune incommodité, ce qui eft journellement experimenté, par les perfonnes mêmes qui font atteintes de toutes ces efpéces de
maladies qu'on rapporte à l'in-
digeftion.

Si on veut ajoûter à ces experiences une sorte de raisonnement, on peut dire qu'aprés cette correction, on est certain que le Chocolat ne peut être qu'un tres bon aliment ; car si d'un côté il reste quelque chose dans le Cacao de la qualité froide & affoiblissante, elle est rectifiée dans la composition de la masse, par l'addition des parfums & des aromatiques qu'on y fait entrer & dont il sera parlé cy aprés.

C'est pourquoy bien que le sçavant Monsieur Bachot n'aye avancé que par forme de problême, dans la fameuse Thése qui fut soûtenuë sous sa présidence le 25. Mars 1684. que le Chocolat bien preparé

preparé eſt une ſi noble confection, qu'elle eſt plûtôt que
le Nectar & l'Ambroſie, la
vraye nourriture des Dieux,
& qu'elle meritoit mieux
d'être diviniſée, que les cham-
pignons de l'Empereur Clau-
dius. J'oſe préſumer qu'il
ſoûtiendra deſormais tres af-
firmativement cette Theſe,
lors qu'il jugera à propos de
conſeiller à ceux dont il diri-
ge la façon de vivre, l'uſage
du Chocolat dégraiſſé.

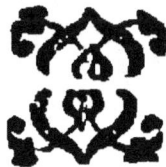

T.

CHAPITRE III.

Des ingrediens que les Ameri-
cains ajoûtoient au Sucre &
au Cacao, dans la composition
de leur Chocolat, avant la dé-
couverte de leur continent.

LEs ingrediens dont je
dois parler dans ce Cha-
pitre ne se trouvent point
chés nos Droguistes, & quand
on les pourroit trouver icy,
je ne pense pas que personne
les voulût faire entrer dans la
composition du Chocolat, celuy des Indiens où on les fait
entrer, n'ayant rien qui puisse flâtter nôtre goût ; c'est dequoy je puis rendre un témoignage certain, ayant eu plu-

fieurs fois occafion d'en goû-
ter, & l'ayant toûjours trouvé fade & mal plaifant.

Cependant plufieurs con-
fiderations m'engagent à faire connoître quels font ces
ingrediens, & dans quelle
dofe ils entrent dans cette
forte de Chocolat. La premiere & la plus forte de ces
confiderations, eft que les
curieux qui veulent tout fçavoir, feront bien aife d'en
avoir au moins une defcription abregée ; mais je fçay
d'ailleurs que ce tra té pourra être porté aux Indes, &
que les goûts font fi differends en fait de Chocolat,
qu'il fe pourroit fairé que
cette defcription y feroit de
quelque ufage, parmy quel-

ques-uns des François qui s'y sont établis.

L'Achiote qui est un de ces ingrediens, est le suc épaissi qu'on tire du fruit de l'A-chiote Arbre fruitier de l'A-merique. Ce fruit est une graine rouge qui se trouve en grande quantité dans de grosses gousses rondes. Quand on a tiré cette graine de ces gousses, on la pile & on l'ex-prime à la presse, pour en tirer le suc, qu'on expose ensuite dans un lieu chaud pour en faire en évaporer l'humidité, & quand il est épaissi à peu près comme la pâte, on en forme des masses de diffe-rentes formes, qui étant en-tierement dessechées sont pro-prement ce qu'on appelle A-chiote.

On dit que les Medecins
de Mexique, l'ordonnent affez ordinairement dans la
difficulté de refpirer , dans la
Fiévre , dans la diffenterie,
dans la fuppreffion d'urine ,
& generalement dans toutes
les efpéces de maladies qui
dépendent de l'obftruction
des vifceres ; ce qui me fait
juger qu'il doit avoir une legere amertume & une confiderable acidité , neanmoins
les Indiens le mettent en fi
petite dofe dans leur Chocolat, qu'il femble que ce ne foit
qu'à deffein de luy donner la
couleur rouge.

Les Amandes du Cocos ou
palmier des Indes y entrent
auffi en petite quantité. Elles
font beaucoup plus groffes &

plus savoureuses que nos A-
mandes. On s'en sert à Mexique dans la confection
des Massepains , des Maca-
rons , & des gateaux d'Amandes. On les fait griller avec le
Cacao pour exalter leurs parties grasses, & les déterminer
à faire corps avec les autres
ingrediens. Elles sont fort
abondantes en ce principe. On
fait de leurs écosses les tasses
ou gobelets de Cocos , qui
servent assez coutumierement
dans toute l'Amerique à boire
le Chocolat.

Les Noisettes Americaines
sont aussi du nombre de ces ingrediens , & on les fait griller,
comme il vient d'être dit des
Amandes ; quoy qu'elles ne
soient pas si grasses : C'est

pourquoy elles font reſſentir un peu d'âpreté ſur la langue comme nos Châtaignes encor vertes , dont elles ont à peu prés la groſſeur , la figure & l'aſtriction ; ce qui fait qu'elles fortifient l'eſtomach , & qu'elles reſiſtent aux vapeurs hypocondriaques.

Il eſt certain que le Mays entre dans le Chocolat Indien en aſſez forte doſe, mais comme c'eſt une eſpéce de bled , dont la farine ne peut point rendre ſavoureuſe une pâte qui ne ſe fermente point, j'eſtime avec quelques Auteurs qu'il n'eſt ajoûté à cette pâte que par œconomie , ou par maniere de ſophiſtication.

Un Autheur François aſſu-

S iiij

re que le Mays n'est point
differend du bled de Tur-
quie ; mais je ne sçaurois
être de son sentiment , puisque ce bled est toûjours d'un
fort beau jaune, & qu'on sçait
au contraire non seulement
que le Mays ne tire jamais sur
cette couleur , mais qu'il va-
rie même en toutes couleurs,
ses épics étant quelquefois
noirs , & d'autres fois pour-
prez, bleus , & même bigarrez
de toutes ces differentes couleurs. Au surplus c'est une
forte bled avec lequel on peut
faire d'assez bon pain , & avec
lequel on faisoit une Tizanne pour toutes espéces de maladies , avant que les Medecins de Mexique eussent inventé l'Atolle, qui est une au-

tre efpéce de Boiffon tempe-
rante & def-obftruante.

La Fleur d'Orejevala en-
tre pareillement dans la pâte
indienne du Chocolat. Elle eft
ainfi nommée à caufe que fa
forme a quelque rapport à
celle de l'oreille. Elle eft
pourprée au dedans & ver-
dâtre au dehors. Son odeur eft
plaifante. Elle vient fur un
arbriffeau que les Americains
appellent *Xuchimacutzli* , ou
Huchmacutzli. Pour être in-
corporée avec les autres ingrediens., elle doit être fechée
à l'ombre & enfuite pulveri-
fée.

Voicy maintenant la dé-
fcription d'une efpece de
Chocolat indien , par où j'a-
cheveray de fatisfaire à la cu-

riosité des personnes en faveur desquelles j'ay dû com-
poser ce chapitre.

Prenez deux livres de Ca-
cao grillé & mondé de ses
pellicules, quatre onces d'A-
mandes, & pareille quantité
de Noisettes indiennes grillées & mondées comme le Cacao, six onces de Mays, trois
onces d'Orejevala, une once
d'Achiote, & deux livres de
Moscouate ou matiere du Sucre, pour former de tout une
masse de Chocolat; suivant la
methode qui sera cy aprés
décrite.

Cette description m'a été
donnée par Monsieur le Gras,
qui a tres-long-temps voyagé
& sejourné dans toutes les
principales regions du conti-

nent de l'Amerique , où il a
eu foin de s'inftruire fur l'Hi-
ftoire du Chocolat, dont il m'a
fait la grace de me communiquer les principales circon-
ftances.

CHAPITRE IV.

D· la reformation du Formulaire
des Indien touchant la com-
pofition du Chocolat.

LEs Efpagnols ayant pris
racine dans les Indes , &
ayant pourvû au neceffaire &
à l'utile, ils fe mirent en devoir
de rechercher le volupctueux,
ce qui leur fit découvrir qu'u-
ne certaine plante de la nouvelle Efpagne, produifoit une
gouffe fort aromatique qu'ils

destinerent à la confection
du Chocolat, à laquelle elle
ajoûta en effet beaucoup d'a-
grément, ce qui leur donna
lieu d'en supprimer les ingrediens dont il a esté parlé dans
le chapitre precedent, si bien
qu'ils ne composerent plus
leur Chocolat qu'avec cette
gousse, le Sucre & le Cacao
y ajoûtant seulement un peu
de Poivre d'Inde.

La Plante dont dont je
veux parler, étoit nommée par
les Indiens Tlixochitl, & ses
gousses Mecasulhil. C'est une
Herbe qui rampe le long des
Arbres, & qui a les feüilles
semblables à celles du Plantain, mais plus longues & plus
épaisses ; du reste elle ressem-
ble assez bien à celle qui pro-

duit nos Aricots. Les Espagnols
la nommerent Campêche.
Je ne sçay par quelle raison,
mais ils donnerent à ses gousses le nom de Vanilles , à
cause que *Vanilla* en leur
Langue signifie petite gai-
ne ; & en effet si elles sont
considerablement longues, elles sont aussi fort étroites. Elles renferment une sorte de
grains tres menus , mêlez avec
une espece de Pulpe noirâtre
balsamique & tres odorante, ce
qui fait qu'elles rendent le
Chocolat tres savoureux , &
qu'elles luy communiquent
des proprietez admirables
contre la pluspart des maladies de la poitrine , & contre
les venefices & poisons ; c'est
pourquoy on dit ordinaire-

ment que la poudre de Va-
nille est l'ame du Chocolat,
& en effet celuy qui est preparé par les trompeurs sans
Vanilles, est à mon sens une
assez méchante Boisson.

Monsieur Ouel qui a beau-
coup de terres & d'effets dans
les Isles, où l'on fait un grand
usage du Chocolat, a sceu par
le rapport de quelques Espagnols Mexicains, que les Vanilles vertes ne sentent rien,
& qu'elles ne deviennent odorantes que par une preparation
secrette.

A l'égard du Poivre de
Mexique, c'est le Poivre de
Tabasco, que les Espagnols
nomment Chilli, & que nous
appellons Poivre d'Inde, ou
Poivre rouge, parce qu'en

effet ſes gouſſes qui ſont rondes vers la queuë & pointuës
à l'autre extremité, ſont d'un
aſſez beau rouge. La pointe
qu'elles donnent au Chocolat,
accommode mieux le goût des
Eſpagnols que le nôtre ; c'eſt
pourquoy il eſt aſſez rare
qu'on en mette dans nôtre
Chocolat : cependant il eſt
quelques François qui aiment
cette ſaveur âcre & picquan-
te, & qui par cette raiſon preferent le Chocolat qu'on fait
venir d'Eſpagne, & dans lequel le goût de ce Poivre ſe
fait toûjours remarquer.

Voicy maintenant quel étoit
le Formulaire de cette pâte,
avant que les Eſpagnols y euſ-
ſent ajoûté les parfums & les
aromatiques dont il ſera parlé cy aprés.

Prenez quatre livres de Cacao preparé comme il a été dit, trois livres de Sucre, dix-huit Vanilles, & quinze grains de Poivre d'Inde, pour faire du tout une masse de pâte suivant la methode.

Lors que le commerce fut assez bien étably entre les deux continens, pour que les Habitans de la nouvelle Espagne, pussent tirer de celuy-cy toutes especes de commoditez, ils ne manquerent pas d'en tirer la canelle & les Gerofles, qu'ils ajoûterent bien-tôt aprés à la confection du Chocolat. Il y a peu de gens qui ne sçachent que la canelle est l'écorce d'un Arbre sauvage, qui vient sans culture en divers endroits des Indes

Indes Orientales, & particu-
culierement dans les Ifles de
Java, de Malavar & de Zeïlan,
& l'on fçait encor quelle eft
fort odorante , & fort agreable au goût ; c'eft pourquoy
elle eft comme tous les autres
aromatiques cordiale , ftoma-
chique & diûretique.

Il en eft de même des Gerofles , qui font les fruits, ou felon quelques-uns les fleurs
d'un Arbre qui croît aux Ifles des Moluques; mais ils ont
cela de plus que la canelle,
qu'ils abondent en une huile
tres odorante & tres fpiri-
tueufe , qui fe détachent tres
facilement de leurs parties
terreftres , & qui donne une
vertu cordiale & balfamique
à toutes les compofitions où
V.

ils entrent. Au surplus , ils
sont trop connus dans le do-
mestique, pour qu'il soit necessaire d'en parler icy plus
particulierement , mais je ne
dois pas obmettre , de raporter le Formulaire qu'on suivit
dans la nouvelle Espagne,
aprés que ces drogues y eurent été negociées.

Prenez quatre livres de Cacao preparé , trois livres de
Sucre , quatre Vanilles , deux
dragmes de canelle , huit Gerofles , & dix grains de Poivre
d'Inde.

Le Musc & l'Ambre gris ne
furent pas long-tems sans être
de la partie. Le Musc est la matiere d'une tumeur, qui se forme tres souvent au nombril
d'un animal du même nom, qui

eſt aſſez ſemblable à un Che-
vreüil. Cét animal qu'on voit
au Royaume de Pegu dans les
Indes , ne ſe repaiſt ordinairement que d'Herbes aromatiques , d'où vient que cette
matiere excrementeuſe étant
hors de cette tumeur , & ex-
poſée aux rayons du Soleil,
devient un parfum tres ſuave, qui eſt tout enſemble cephalique , cordial & ſtoma-
chique. L'Ambre gris eſt un
Bitume qui découle de quelques fontaines dans la mer,
où il ſe condenſe , & d'où il
eſt jetté à bord , principalement ſur le rivage des Iſles
Maldives , où il eſt digeré &
exalté par la chaleur du Soleil. C'eſt le plus ſuave & le
plus precieux de tous nos par-

fums, & par consequent celuy qui a dans un plus émi-
nent degré les qualitez que je
viens de dire. On verra par le
Formulaire qui suit, le chan-
gement que fit au deuxiéme,
l'addition de ces deux parfums.

Prenez quatre livres de Cacao preparé, trois livres de
Sucre, douze Vanilles, une
dragme de canelle, six Gerofles, huit grains de Poivre
d'Inde, six grains d'Ambre,
& trois grains de Musc, pour
former la masse suivant la methode.

Cette derniere description
est celle qui est la plus ordinairement suivie parmy nous,
à cela prés que la pluspart des
gens en suppriment le Poivre

d'Inde, & que les plus déli-
cats fubftituent à la canelle le
Caffia lignea, qui eft une autre
écorce qui fe tire des mêmes
lieux que la canelle, & qui n'en
eft prefque point differente
quant à la forme ; mais qui a
plus de délicateffe pour l'odorat & pour le goût, ayant même cette proprieté, qu'étant
tenüë bien long-temps dans la
bouche, elle s'y reduit entierement en une efpece de mu-
filage.

Il fe trouve encor beau-
coup d'autres formulaires entre les mains de divers particuliers, mais qui ne different
de celuy cy, ny entr'eux mêmes, que dans la diverfité des
dofes de la Vanille, de l'Ambre & du Mufc, à cela prés.

neanmoins que quelques-uns
ajoûtent aux ingrediens dont
je viens de parler , quelques
grains de Cardamome, ou une
tres-petite quantité de Gin-
genbre, deux autres espéces de
drogues Aromatiques , ayant
les vertus tant de fois repetées,
dont chacun peut faire tel usage que bon luy semblera par
rapport à son goût , qui seul
doit être consulté, lors qu'il
s'agit du choix & des doses
des parfums & des Aromatiques, qu'on veut faire entrer
dans la composition du Chocolat , ayant tous à peu prés
les mêmes proprietez.

Je ne sçaurois être nean-
moins du sentiment d'un
Comte Espagnol, qui veut que
pour faire du bon Chocolat,

on doive entierement fupprimer la Vanille, & augmenter
les dofes de l'Ambre & du
Mufc; car quand il feroit vray
comme il nous l'affure, que la
Vanille feroit méprifée dans
la nouvelle Efpagne, pour être
nommée le parfum des pau-
vres, ce mépris ne viendroit
à mon fens, que de ce qu'elle
y feroit trop commune, & cela ne m'empêcheroit pas de la
nommer icy le parfum des Riches, parce qu'elle y eft fort
chere, & qu'elle a d'ailleurs
des qualitez qu'on ne fçauroit
trop eftimer.

CHAPITRE V.

De la composition du Chocolat.

COmme on fait ordinairement une considerable quantité de Chocolat à la fois, & qu'il est bon que cette confection qui est assez longue, s'acheve neanmoins en un même jour, il est à propos aussi que deux personnes y travaillent concurremment; car tandis que l'une s'occupe à preparer le Cacao, l'autre pulverise les parfums & les aromatiques.

Pour faire le Chocolat ordinaire, la preparation du Cacao ne consiste qu'à le griller en la maniere que je diray.

diray bien-tôt : mais pour faire un Chocolat dont l'ufage
ne puiffe avoir aucune mau-
vaife fuitte, il y a un peu plus
de miftere , puifqu'il s'agit
d'extraire du Cacao, la quantité furabondante de fon huile froide & mufilagineufe,
fans neanmoins luy ôter ce-
qu'il en doit avoir pour être
favoureux, & pour faire corps
avec le fucre. Je découvriray
incontinent la façon d'y proceder, mais pour ne point for-
tir de l'ordre que je me fuis
propofé, je dois dire auparavant en quoy confifte la premiere preparation du Cacao.

Pour y proceder, il faut al-
lumer un bon feu de char-
bons dans un fourneau , &
placer enfuite fur le four-

neau une bassine de fer ou
de cuivre estamé, d'une capacité suffisante pour contenir
au large trois ou au plus quatre
livre de Cacao, qu'on fera
griller dans cette bassine jusqu'à ce que sa pelure le quit-
te aisement, observant de le
remuer continuellement avec
une escumoire à confiures ou
autre pareil instrument, afin
que toutes les Amandes soient
également grillées ; puis
ayant étendu une petite nappe sur le plancher, vous jet-
terés dessus vôtre Cacao ainsi grillé ; & l'ayant recouvert
avec une partie de la même
Nappe, vous le remuerés avec
les mains jusqu'à ce que toutes les pelures soient brisées,
aprés quoy en le secoüant

dans une baſſine, comme on fait le grain dans un Van, pour en ſeparer toutes les pelures qui voltigent & qui tombent par ce moyen, vous le grillerés de nouveau, juſqu'à ce que ſon huile ſoit ſuffiſamment exaltée, ce qu'on connoiſtra lors qu'il ſera autant grillé qu'il le peut être ſans tenir le moins du monde du brulé, alors en achevant de detruire ſon integrité avec un inſtrument de fer, & en liquifiant la graiſſe avec une mediocre chaleur, on le reduira en forme de pâte; à l'effet de quoy pluſieurs échauffent le fond d'un mortier de Bronze & l'un des bouts de ſon pilon, & pilent le Cacao dans ce mortier,

duquel ils entretiennent la
chaleur par le moyen d'un
fourneau qui luy fert de pied;
mais la plus ordinaire & la
meilleure façon d'y proceder,
eft de l'écrafer comme font
les Indiens avec un rouleau
de fer, fur une pierre dure &
applatie qu'ils nomment me-
tate ou matatl & que nous appellons pierre à Chocolat,
échauffant pareillement cette
pierre avec un brafier qu'on
met deffous un peu auparavãt,
& qu'on y entretient autant
qu'il eft neceffaire. La figure
qui fuit reprefente la pofture
dans laquelle on doit être
pour cette operation, auffi
bien que le brafier, le rouleau & la pierre.

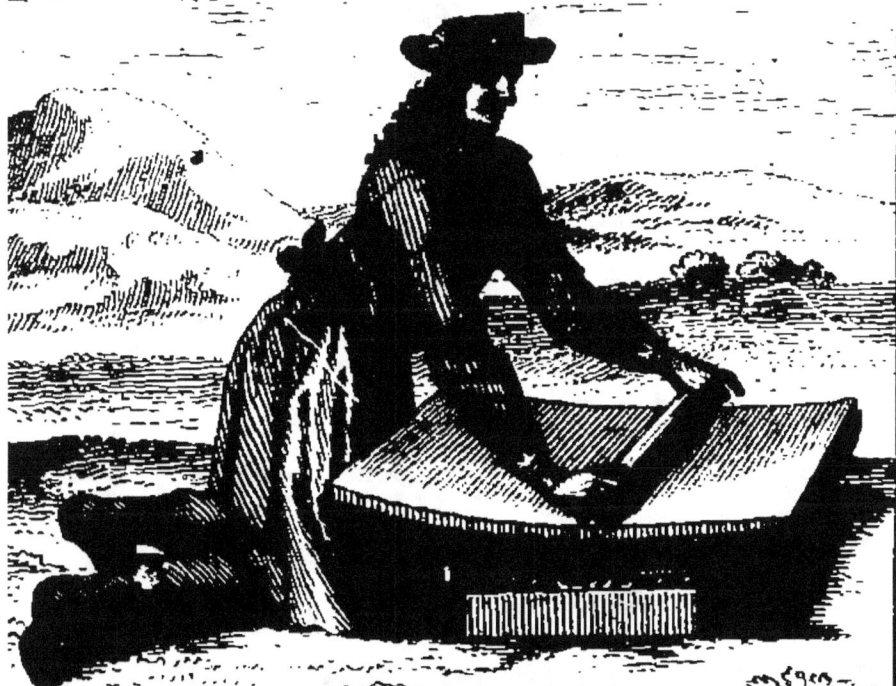

X iij   J. H. fec.

Posture d'vn homme faissant la paste

J'ay dit que cette pierre
devoit être dure, & j'ay eu
grande raifon de le faire,
car il fe detache de la
pierre de taille commune,
des parcelles qui s'in corpo-
rent avec la pâte, & qui
étant avalées avec le refte,
font un embarras dans les
reins, qui peut être la caufes des obftructions des
vreteres, & par confequent des
coliques Nephretiques & de
la generation des pierres; cependant les Marchands qui
n'ont en vuë que leurs propres interefts, ne fe fervent
jamais de pierres dures, non
feulement par ce qu'elles
font beaucoup plus cheres
que les autres; mais encore
par ce qu'eftant échauffées
elles fe caffent beaucoup plus

facilement. Jediray comment
on fe peut garantir des differentes furprifes de ces Mar-
chans en parlant du choix du
chocolat.

Pour paffer maintenant à
la maniere de dégraiffer le Cacao, il faut aprés qu'il a été
ainfi liquefié , le mettre dans
un fac de toile neuve & plei-
ne, dont l'embouchure fera
en fuitte exactement confuë,
puis ayant mis une feüille de
fer blanc un peu plus que mediocrement chauffée , fur le
fond du preffoir qui eft reprefenté à la page 253. &
par deffus cette feüille un
quarré de papier gris, on pla-
cera fur ce quarré le fac contenant le Cacao, qui aura été
coupé à peu pres de la même

X   iiij

grandeur ; puis l'ayant encore recouvert d'un quarré de papier, & ensuitte d'une feüille chaude de fer blanc, on imposera sur cette feüille la table superieure du pressoir, que l'on contraindra à exprimer le Cacao, par quelques tours de viz, pendant quoy on aura prés du feu deux autres feüilles de fer blanc, qui seront mises en la place de ces premieres avec deux nouveaux quarrés de papier, dés qu'on jugera que les deux autres seront autant chargés qu'il est possible de la graisse du Cacao, ce qu'on repetera jusqu'à dix ou douze fois, selon que le Cacao aura paru plus ou moins gras.

On pourra s'assurer alors

qu'il sera autant dégraissé
qu'il le doit être pour n'avoir aucunes mauvaises qualités, & qu'il aura neanmoins
encore la juste consistance
qu'il doit avoir, pour s'unir
intimement avec le sucre, &
avec les autres ingrediens de la
pâte, qui sera beaucoup plus
savoureuse que celle du Chocolat ordinaire.

On pourroit encore degraisser le Cacao de deux autres manieres, savoir en distillant *per decensum* sa graise surabondante, comme on fait
quelquefois celle des Geroffles, & encore en le mettant
dans une bassine aprés qu'il
est broyé, avec de l'esprit de
vin auquel on mettroit le feu,
& qu'on agiteroit en remuant

le Cacao avec un instrument de fer, jusques à ce qu'il soit entierement consommé : mais j'ay connu par experience que la methode precedente est de beaucoup preferable. Je travaille neanmoins à encherir sur cette methode, & je fais pour cela des épreuves qui auront apparemment un prompt succez, au moyen de la nouvelle Machine dont j'ay promis de donner la description à la fin de cet ouvrage ; mais sur laquelle je n'ay encore pû faire toutes les experiences que je me suis proposées, à cause des autres Machines que j'ay mises cét Esté en état d'être publiées.

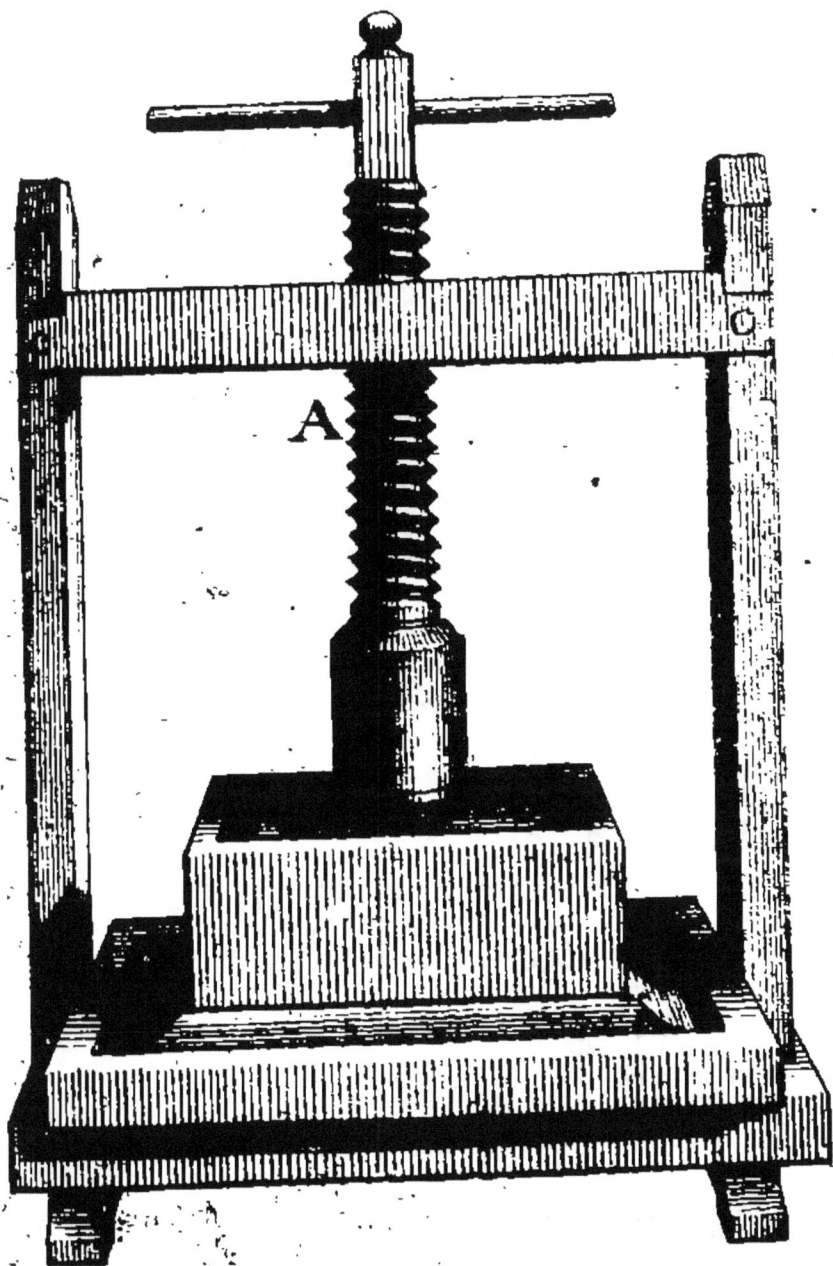

A

J.H. fec.

Pour donner maintenant des instructions suffisantes sur les autres circonstances de la pâte de Chocolat. Je dois dire que le Cacao ainsi dégraissé, doit être mis de nouveau sur la pierre, & en suitte incorporé avec le sucre, qui doit être à cet effet auparavant pulverisé & passé par un tamis tres-fin, bien que dans la methode commune on se contente de le concasser grossierement, ce qui empêche qu'il ne s'unisse avec le Cacao aussi intimement qu'il est a souhaitter, d'où vient que le Chocolat ordinaire, à quelque chose de rude sur la langue lors qu'on le mange en tablettes.

Il faut encore remarquer que le sucre & le Cacao doi-

vent être parfaitement incorporés enfembles , avant que
d'y ajoûter les parfums & les
Aromatiques , qui ne pourroient être long-temps agitez
fur la pierre chaude , fans
perdre beaucoup de leurs parties odorantes & favoureufes,
ce qui fe fait plus ou moins
facilement, felon que ces parties font plus ou moins delicates & fubtiles ; c'eft pourquoy
l'ambre & le mufc doivent
être pulverifés à part , afin
de n'être ajoûtez à la maffe,
qu'aprés y avoir fait entrer
la Vanille, la Canelle, & tous
les autres aromatiques , qu'il
eft bon de pulverifer enfembles , par cette raifon que
ceux qui font fort fecs , facilitent la divifion de ceux qui

ont de l'humidité comme la Vanille, ou de l'huille, comme les Gerofles, ce qui ne suffiroit pas neanmoins pour les disposer à passer par le tamis de soye (comme on le doit faire) si on n'adjoûtoit au tout quelques morceaux de sucre à diverses reprises, ce qu'on doit encore observer en pulverisant le musc & l'ambre, quoyque ces parfums ne doivent pas être tamisés pour n'en pas perdre beaucoup de parties.

Il est a remarquer que le Chocolat, où l'on fait entrer l'ambre & le musc, est ordinairement insupportable aux personnes qui sont sujettes aux vapeurs, mais qu'aussi sans ces parfums, on peut faire une

forte de Chocolat fort agreable , feulement en augman-
tant le nombre des Vanilles,
fur lefquelles on doit avoir
d'autant moins de menage-
ment , qu'elles contribuent
beaucoup aux proprietés du
Chocolat dégraiffé, c'eft ainfi
que nos artiftes ont nommé
celuy dont je viens d'enfei-
gner la preparation , & auquel on peut donner indifferemment la forme de tablettes , celle de rouleaux , ou
celle de Maffes.

Pour faire les tablettes , on
met a certaines diftances fur
des feüilles de papier blanc,
des morceaux de la pâte encore chaude , plus ou moins
gros, felon qu'on veut que
les tablettes foient plus ou

moins grandes , & pour les
former ou agite seulement
ces feüilles , en les contournant & en les secoüant avec
les deux mains , en sorte que
la pâte s'estende suffisamment. Pour donner la forme
à un rouleau , il ne faut que
prendre une demie livre de
cette pâte, & l'ayant mise au
milieu d'une demie feüille de
papier , en prendre les deux
marges, & en l'agitant autant
qu'il est besoin, contraindre
cette masse a s'etendre en lon-
gueur; Enfin pour faire des
masses quarrées de differents
poids, il ne faut qu'emplir de
cette même pâte, des moules
de fer blanc tenant justement
une livre, une demie livre, ou
tels autrespoids que l'on veut.

CHA

CHAPITRE VI.

De la sophistication, du choix, de la conservation, & du prix du Chocolat.

S'il y a quelque chose dans le Chocolat ordinaire, qui puisse corriger en quelque forte les mauvaises qualités du Cacao non dégraissé, c'est principalement le sucre & la Vanille ; cependant j'ay découvert que les trompeurs preparent leurs Chocolat avec la moscovate, c'est-à-dire avec la simple matiere du sucre qui contient encore tout son musilage, pour n'avoir pas passé par le blanchiment, où cette qualité vicieuse reçoit

Y

quelque correction , & cela parce que cette matiere leur coute la moitié moins que le sucre. Ils font pis encore ; car ils en suppriment non seulement l'Ambre & le musc, mais même les Vanilles , par cette raison quelles couftent au moins six sols la piéce, & même dans les temps où elles font un peu plus rares , jusques à dix ou douze sols, & que neanmoins pour fairesans musc ny Ambre un Chocolat d'une paffable sorte, il en faut au moins deux outrois pour chaque livre.

On peut bien juger que pour substituer les Vanilles, ils augmentent considerablement la dose de la Canelle, dont la quantité excedante doit neceſſairement produire de méchans effets ; mais tout cela ne ſeroit rien , s'ils ne portoient leur ſophiſtication & leurs tromperie juſqu'à cét excez, de preferer le plus petit Cacao , & d'en augmenter la quantité par de vielles amandes , ou même d'ajoûter à leur confection , une conſiderable quantité de la pâte des Faiſeur de pains d'Eſpices, ce qui fait un ſalmigondys d'autant plus malfaiſant , que la poitrine & le ventre ſont tout enſemble irritez & troublez par l'action de la Canelle , des épiceries & du miel de cette pâte, ce qui eſt toûjours ſuivy de diverſes indiſpoſitions , qui ne tirent que trop ſouvent à de dangereuſes conſequences.   Y ij

C'eſt pourquoy lors qu'il s'agit de choiſir du Chocolat, il faut bien s'appliquer à diſtinguer par l'odorat & par le goût, l'odeur & la ſaveur des veritables & des faux ingrediens, connoiſſance que je ne ſaurois communiquer, & qu'on ne peut acquerir que par une eſpéce d'habitude.

Mais il eſt bien plus facile de connoiſtre le Chocolat qui eſt trop vieux fait, ou qui a été mal conſervé, puiſqu'il a ordinairement une eſpéce de moiſiſſure à ſa ſuperficie, & qu'en le flairant on decouvre une odeur qui tient de l'aigre & du rance.

Aprés tout, on ne peut bien être aſſuré de la bonté du

Chocolat qu'en le faifant preparer chez foy, ou en n'etabliffant fa confiance, que fur la fidelité de perfonnes finceres & bien connuës. Je puis affurer neanmoins que fans avoir aucun commerce avec nos Artiftes, on peut en tirer d'eux fans craindre d'être trompé, puifqu'ils le preparent toûjours dans les conferences publiques, que nous tenons tous les vendredys depuis quinze années pour l'edification de la medecine ; mais de quelques perfonnes fidelles qu'on le puiffe prendre, on ne doit pas chercher le bon marché lors qu'on le veut avoir excellent, puifque fes differends degrés de bonté, dépendent principalement des diverses doses de l'Ambre du musc & de la vanille, qui sont des drogues assés cheres pour n'en pouvoir augmenter la quantité dans le Chocolat, sans en rehausser le prix, c'est pourquoy je n'estime pas que le meilleur puisse être donné à moins de six francs la livre, celuy du second ordre à cent sols, celuy du troisieme ordre à quatre francs, & enfin celuy qui est simplement passable à un escu.

Au reste soit qu'on le fasse preparer chez soy, soit qu'on le tire d'ailleurs, on ne doit s'en approvisioner au plus que pour une consommation de deux ans, puisque même avant l'escheance de ce ter-

me, il commence a degene-
rer, ce qui fe fait plutôt ou
plus tard, felon qu'il eft bien
ou mal confervé, c'eft pourquoy pour prevenir cét inconvenient autant qu'il eft
poffible, il faut l'envelopper
dans du papier gris, le mettre ainfi enveloppé dans une
boëte, & placer cette boëte
dans une armoire qui foit en
lieu fec.

CHAPITRE VII.

De la Boifon ou Breuvage de Chocolat.

LA plus ordinaire & la plus
agreables façon de pren-
dre le Chocolat eft en boiffon. Pour preparer cette boif-

son on se sert coutumierement
de vaisseaux semblables aux
Caffetieres, avec cette seule
difference que celles qui doivent servir au Chocolat, &
qu'on nomme pour cette raison Chocolatieres ont un trou
dans le milieu de leurs cou-
vercles, pour passer le manche du moulinet dont-il sera
bien-tôt parlé, ce qui est
neanmoins d'autant plus inutile, qu'il n'est ny necessaire
ny commode, de tenir la Chocolatiere couverte pendant
qu'on se sert de ce moulinet;
au reste soit que la Chocolatiere soit trouée soit qu'elle
ne le soit pas, il suffit pour
faire le breuvage dont il s'a-
git, d'y mettre une quantité
d'eau proportionnelle au nombre

bre des prifes qu'on veut pré-
parer, & l'ayant mife devant
le feu, d'y ajouter pour chaque
prife au moment qu'elle commence à boüillir, les deux
tiers d'une once de Chocolat
rappé ou decouppé, & pareille quantité de fucre, pour
laiffer boüillir le tout environ
durant un demy quart d'heure.

Il eft a remarquer qu'il ne
faut point mettre de fucre
avec le Chocolat, lors qu'on
veut mettre en ufage le Sirop
de vanilles, parce qu'il donne feul à ce Breuvage, toute
la douceur & tout l'agréement qu'on peut fouhaitter,
en le mettant dans chaque
chique à la quantité d'une
cuëillerée, aprés-y avoir ver-

Z

sé la liqueur de Chocolat, sur laquelle on peut se dispenser de faire agir le moulinet lors qu'on la veut preparer de cette sorte, ce Sirop la rendant assez agreable, sans qu'il soit necessaire de la faire mousser.

Mais au contraire êtant preparée avec le sucre elle seroit mal plaisante, si avant de la verser dans les chiques, elle n'avoit été asses long-temps agitée avec le moulinet, qui est une petite sorte de masse de boüis dont la tête est diversement cizelée, & dont le manche ou batonnet est assez long par rapport à la grosseur de la tête, qui doit remplir presque toute l'embouchure de la Chocola-

tiere, afin d'être autant maffi-
ve qu'il le faut , pour donner beaucoup de mouvement
à la liqueur, en contournant
le batonnet dans la palme des
mains , puifque c'eft par ces
mouvemens, que les parties de
l'air s'infinuent dans la liqueur , & qu'elles la rarefient
& la mouffent, comme il arrive
lors qu'on prepare la crefme
fouëttée.

Lors qu'avec le moulinet on
veut bien faire mouffer le
brevage de Chocolat, il faut
que par proportion à la quantité de la liqueur, fa maffe foit
de telle hauteur , que fans
toucher au fond de la Chocolatiere, dont elle doit être
eloignée d'un demy travers de
doigt, elle ne laiffe pas d'être

entierement noyée dans la liqueur, car si la partie superieure en excede la hauteur,
la mousse ne se fait qu'impar-
faitement , mais les Mar-
chands de liqueurs qui ont
leurs Chocolatieres tantôt
pleines tantôt presque vuides,
ne peuvent pas garder tant de
mesures ; c'est pourquoy quelques-uns d'entre eux, y ajoûtent des jaunes d'œufs cruds
pour le mieux faire mousser,
ce qui le rend indigeste & degoutant.

Au reste comme la mousse
ne se fait qu'au dessus de la
liqueur, on à coutume de la
verser dans la chique à diverses reprises, & c'est pour cela
qu'il seroit incommode de
passer le baton du moulinet

dans le trou du couvercle, puifqu'il faudroit l'oter & le remettre à chaque reprife, outre que la Chocolatiere étant bouchée, l'air qui doit fervir à la generation de la mouffe, ne s'infinuë dans la liqueur en quantité fuffifante que dans un trop long efpace de temps.

J'ay dit que la precaution de boucher la Chocolatiere pendant qu'on mouffe le Chocolat, étoit auffi inutile qu'incommode, & j'ay eu raifon de l'advancer ; car il n'en eft pas du Chocolat comme du Thé & du Caffé, dont les parties volatiles fe diffipent tres-facilement, puifque celles du Chocolat font plus embaraffées dans fes par-

Z iij

ties grasses., & qu'il est assés
probable d'ailleurs, que la plûpart des parties odorantes qui
s'exhalent des parfums , re-
tournent circulairement vers
leurs masse comme celles de
l'Aymant; puisqu'il n'y a point
de parfums qui ne subsiste un
temps tres-considerable, malgré la prodigieuse & continuelle dissipation de ses parties plus efficaces.

Il y a encore cette observation à faire , qu'on se sert
de la masse du moulinet pour
entrainer la mousse de la liqueur , à mesure qu'on la ver-
se dans la chique , ce qui doit
engager encore à ne point
embarasser son manche dans
le trou du couvercle.

Par toutes ces considera-

tions, je tiens que le couvercle des Chocolatieres ne doit
point être percé, & qu'elles
ne doivent être par confequent aucunement differentes des Caffetieres, dont le
Filtre fert utilement pour retenir le marc plus groffier du
Chocolat. Il feroit inutile
d'en donner encore une fois la
figure; mais je ne me difpenfe-
ray pas de donner icy celle
ces moulinets, avec les differentes cizelures qu'on y peut
faire.

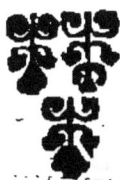

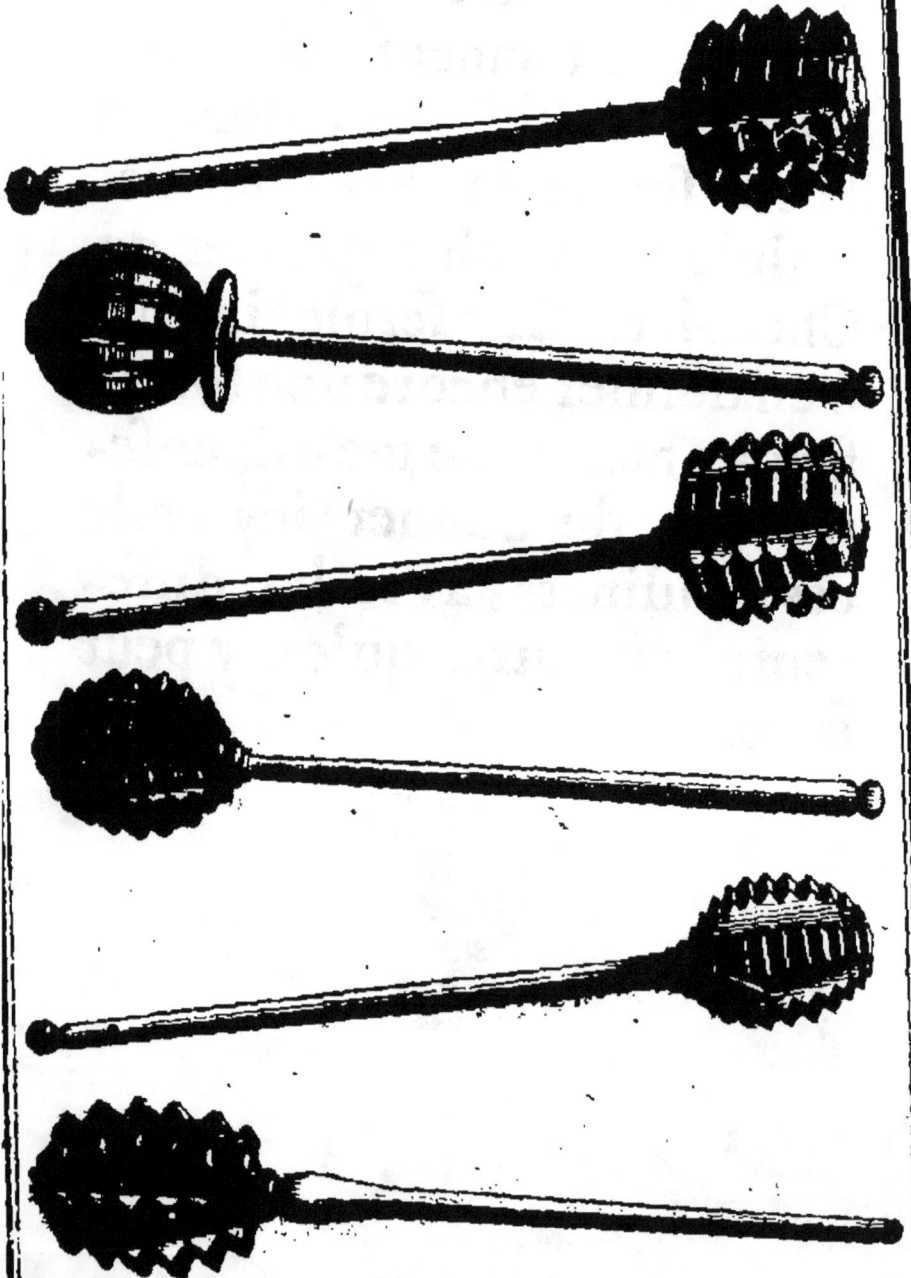

Au furplus le Chocolat des Indiens fe mouffe beaucoup plus facilement que le nôtre, non feulement à caufe de la farine de Mays qui entre dans la compofition de la pâte ; mais encore parce que dans la preparation de ce brevage, ils preferent à l'eau commune, une forte de boifon ufuelle qu'ils nomment Atolle, & qui eft encore faite avec la même farine detrempée & cuitte dans de l'eau ; mais il leur eft affez ordinaire d'ôter une partie de cette mouffe, ce qui degraiffe en quelque forte leur Chocolat, en quoy il ne feroit peut-être pas inutile de les imiter, puifque le Breuvage de Chocolat ne fauroit être trop maigre n'y trop liquide ;

& c'est par cette raison que j'ay ordonné pour chaque prise une dose de pâte beaucoup moindre, que celle qui a été prescritte par tous les Auteurs qui m'ont precedé, & que celle même qui est de l'usage le plus ordinaire.

Mais il seroit dangereux à l'exemple de quelques Indiens, de preparer à froid le breuvage du Chocolat, & encore plus de le faire à la glace à l'imitation des Italiens, puisque de la sorte, il est capable de ruiner en peu de temps l'Estomach le plus chaud, & d'amortir le plus fort levain digestif.

Au contraire on peut s'assurer que le Chocolat clair, degraissé, preparé avec le Sirop

de vanilles , & bû par gor-
gées autant chaud qu'il eſt
poſſible , ne peut jamais être
nuiſible ; puis qu'avec un
Eſtomach tres-foible on en
peut faire un fort gand uſage , ſans craindre d'en reſſentir aucune incommodité , ce
qui eſt journellement experimenté,par les perſonnes mêmes qui ſont atteintes, de toutes ces eſpéces de maladies
qui dependent de l'indige-
ſtion.

Il y a encore cette notable
difference, entre le Chocolat
degraiſſé & le Chocolat commun , que le premier n'a aucunes parties qui puiſſent
boucher les pores ny obſtruer
les vaiſſeaux , au lieu que
la graiſſe muſilagineuſe du

dernier, doit neceſſairement
faire des obſtructions & empêcher la tranſpiration, d'où
vient qu'il cauſe une repletion incommode, dans preſque
tous ceux qui ſont naturellement gras ou qui ſont diſpo-
ſés a le devenir.

C'eſt peut eſtre par cette
raiſon, que certains Caſuiſtes
ſoûtiennent qu'il rompt le
jeûne, mais ſi le Cardinal
Brancacio qui étoit d'une
opinion contraire, aſſure dans
une diſſertation qu'il a faite
exprés, qu'une taſſe de Chocolat ne tire à cét égard à aucune conſequence, pourveu
qu'elle ſoit priſe par une eſpéce de neceſſité, & non pas
à deſſein de ſe ſouſtraire à
l'obeiſſance qu'on doit à l'E-

glife, il auroit trouvé de
de bien plus fortes preuves
de cette vérité en faveur du
Chocolat degraiſſé, car outre
qu'il ne tient pas plus de l'a-
liment que du remede, la boiſſon qu'on en fait n'ayant que
tres-peu de parties graſſes
& materielles, ne doit être
conſiderée au plus que comme le vin, la bierre, & les autres boiſſons uſuelles, dont
l'Eglife permet un uſage reſervé dans les heures d'ab-
ſtinence.

Aprés tout, ſi l'on pretend
qu'on ne doit employer la
pâte du Chocolat commun
que deux mois aprés qu'elle
eſt faite, pour n'être pas trop
graſſe & trop relachante, on
doit conclure de ce qui a été

cy devant observé, qu'il est inutil d'apporter la même precaution à l'égard du Chocolat dégraissé, puisque si nouveau qu'il puisse être, il est destitué de sa graisse surabondante, & par consequent depoüillé de ses qualités nuisibles ; c'est pourquoy on peut le manger en tablettes sans en craindre aucun inconvenient, & j'ay même observé qu'il se conserve facilement dans sa bonté beaucoup plus long-temps que le Chocolat commun, ce qui le rend preferable pour ceux qui s'engagent à de longs voyages, ou qui le negotient en des pays éloignez.

On voit des gens qui boivent de l'eau peu avant que

de boire du Chocolat com-
mun, fondé fur cette fauſſe
opinion, que le Chocolat eſt de
la nature des alimens chauds
dont il eſt bon de prevenir les
meſchans effets par leurs op-
poſez, en quoy ils s'abuſent
d'autant plus, qu'au contraire
il ne peut cauſer que les effets
ordinaires des choſes les plus
froides & les plus indigeſtes :
mais au reſte cette mauvaiſe
precaution eſt encore plus
inutile dans l'uſage du Chocolat dégraiſſé , qui eſt un
aliment medicamenteux des
plus temperés & des plus temperans.

CHAPITRE VIII.

Des proprietés du Chocolat.

APrés avoir expliqué af-
fés clairement, la nature
& la bonne preparation du
Chocolat, je dois prefumer
que les perfonnes intelligen-
tes, comprendront facilement
d'où dependent fes diverfes
proprietés, aprés que je les
auray fimplement deduites;
c'eft pourquoy fans m'engager dans ce chapitre à faire
d'inutiles raifonnemens, j'ex-
poferay fimplement les obfervations que je dois à l'experience, & je ne m'explique-
ray au plus, que fur l'ufage
qu'on doit faire de cette
boiffon

boiſſon dans chaque maladie.

Or étant pris avec le Sirop de Vanilles à differentes heures du jour, & ſur tout le ſoir en ſe mettant au lict à la quantité de deux priſes, il eſt d'un effet également prompt & aſſuré, pour ſuſpendre le mouvement immoderé de la matiere du Rheume & des fluxions de Poitrine, pour émouſſer les parties ſalines & irritantes de la ſeroſité qui excite la toux, pour éteindre les inflâmations de la gorge & de la pleure, pour calmer les differentes cauſes des inſomnies, & pour reparer la fatigue des predicateurs, & des autres perſonnes qui s'engagent frequemment à ſoû-

A a

tenir des actions publiques.

Preparé de la méme maniere , il est aussi d'un grand se-cours pour amortir la bile é-panchée qui provoque les vomissement , & qui fait les coliques bilieuses , le *colera morbus* , la diarrhée & la dis-senterie.

C'est encore un remede tres ⸗ efficace dans la Fiévre éthique , je veux dire dans cette secheresse de Poitrine qui conduit à la pulmonie, dans laquelle maladie on peut encoré s'en servir tres-utile-ment, pour en arrêter le pro-grez & pour en addoucir les incommodités, sur tout si en place d'eau on le prepare avec le laict , qu'il faut écre-mer au aucommencement de son ébullition.

Si on le prepare avec le Si-rop de coins, & qu'on y ad-joûte quelque gouttes de teinture d'or ou d'Essence d'ambre, il remediera tres-efficacement aux indigestions & aux palpitations de cœur, si bien que dans le besoin il pourroit servir tout ensemble d'une nourriture suffisante, & d'un remede aux plus fami-lieres indispositions.

Reste à dire qu'en faisant cette boisson un peu plus clai-re qu'à l'ordinaire, & y met-tant le Sirop de Caffé en place de celuy de vanilles, il aura presque toutes les pro-prietés que j'ay attribuées au Caffé, ce qui ne peut être que fort agreable & fort util, aux personnes qui haissent le goût du Caffé, & qui se trouvent neanmoins atteintes des indispositions ausquelles il convient.

CHAPITRE IX.

Du Sirop de Vanilles.

J'Avois seulement communiqué à nos Artistes, le secret du Sirop de Vanilles, que je ne voulois publier, qu'avec les autres découvertes que je reserve pour le Journal de de Medecine, mais il a trop de rapport avec ce traité, pour que je l'en puisse raisonnablement detacher ; en voicy la composition.

Mettés dans une pinte d'eau boüillante une poignée de fleurs de Borrache, autant

de celle de Bugloſſe, & une
dragme des ſels fixes & eſſen-
tiels de Cacao ; mettés en même temps apart dans une autre pinte d'eau boüillante,
deux poignées de fleurs de
pavot rouge, & une dragme
de teinture d'or ; laiſſés infuſer ces choſes à froid durant ſix heures , puis ayant
paſſé ces deux teintures par
la chauſſe claire , mettés les
dans une baſſine avec ſix livres de ſucre fin en poudre;
faites boüillir ce mélange à
petit feu,& quand il ſera à my-
cuite, adjoûtés-y quinze bel-
les Vanilles pulveriſées ; obſervant de les étendre dans
toute la liqueur, en l'agitant
avec une ſpatule de bois ou
d'argent ; puis ayant encore

donné un quart de cuitte à vôtre Sirop, clarifiez-le en le passant par la même chauffe, puis l'ayant remis dans la bassine adjoûtés-y trois onces de Sirop d'œuillets, & le cuisés jusqu'en consistance.

On donne ce Sirop avec beaucoup de succez pour adoucir & pour digerer la matiere du Rheume & des fluxions de poitrine, pour arrêter la toux, pour remedier aux défaillances, pour calmer les esprits irrités, & pour rectifier les mouvemens depravés du sang.

Dans ces differentes occasions, on peut le prendre seul à la quantité de deux ou trois cuëillerées, mais dans les fiévres continuës & malignes, il

feroit mieux de mettre cette
dofe, dans quatre onces deau
de fleurs d'orange ou de Me-
liffe , de même que dans le
Rheume , & dans les fluxions
de poitrine , on doit comme
il a été dit , le mettre en place
de fucre dans le Chocolat dégraiffé.

Cette dernière façon de le
prendre fera auffi tres efficace dans les indigeftions, dans
les vomiffemens , dans les coliques , dans la diarrhée &
dans la diffenterie , mais com-
il eft des perfonnes qui ont
une averfion infurmontable
pour le Chocolat , il eft bon
de dire qu'on peut auffi le
prendre dans le Thé ou dans
le Caffé fimple , ou dans le
laict Caffeté , c'eft à dire dans

la teinture de Caffé tirée
avec le laict.

Au surplus soit qu'on mette ce Sirop dans le Chocolat,
dans le Caffé, ou dans le Thé,
on peut s'assurer qu'il en augmente autant l'agréement
que les vertus : & par-dessus
tout cela, on peut sans scrupule en rendre l'usage aussi
familier, que celuy des meilleurs & des plus communs
alimens, ne pouvant causer
aucune alteration nuisible, en
ceux mêmes qui joüissent d'u-
ne parfaite santé, à la difference de toutes les autres
choses qui peuvent être con-
siderées comme remedes.

CHA

CHAPITRE X.

Du Chocolat Anti verien.

QUoyque j'aye rangé le
Chocolat fous le genre
des Cordiaux, & que la nature aye befoin d'être forti-
fiée par ces fortes de remedes, pour refifter à la mali-
gnité des venins, dont la matiere venerienne eft une efpéce, il ne faut pas croire neanmoins qu'il foit d'une confequence effentielle, pour l'a-
ction du fpecifique dont je
vay parler, puifque fans rien
perdre de fa vertu, il pouroit
être donné en forme d'Opiate, ou en toute autre confiftance, & qu'il n'a été incor-

B b

poré dans cette pâte que pour
en faciliter l'usage: c'est pourquoy ce n'est pas icy le lieu
d'en faire la description, mais
ayant desja tant fait de bruit
sous le nom de chocolat anti-
venerien, je ne puis me dispenser de donner au moins une
idée de sa nature, & quelques
regles pour son usage, afin que
ceux qui ayment le Chocolat,
& qui auront le malheur de se
trouver atteints de la plus universelle des maladies galantes,
y puissent trouver les éclair-
cissemens necessaires pour leur
consolation, & pour se tirer
de la peine qu'ils auroient à
comprendre, ce qu'on entend
par ce nom de Chocolat anti-
venerien.

Or l'experience qui a mon-
tré que le mercure ou vif ar-

gent est un tres puissant remede contre cette maladie, a fait
connoître que son usage est
egalement dangereux & diffi-
cileàsupporter. LesArtistesex.
perimentés attribuënt ses proprietez à sa crudité & ses mau,
vaises qualitez à sa propre nature. Côme celuy qu'ontire du
plomb&del'étain, leur persuade qu'ilest lasemence au moins
de la plûpart des metaux, la
diverse consistance de ces metaux, leur fait conclure à
bon droit, qu'êtant capable
d'une parfaite digestion, il
doit être la propre matiere de
l'Or, qui est tres maleable,
qui est fort pesant, & qui est
si analogique avec luy, qu'ils
s'unissent naturellement en-
sembles, toutes les fois qu'ils

font approchés par une | me-
diocre diftance.

Ces confiderations me firent
préjuger autrefois, que l'Or
contenoit en luy un mercure
fi parfait & fi excellent, qu'il
pouvoit avoir toutes les vertus du mercure vulgaire fans
en avoir les deffauts. Dans
cette penfée je m'attachay à
travailler fur la marcaffite ou
mine d'or, & je le fis avec de
fuccés, que je trouvay la preparation du plus excellent
anti-venerien qu'on puiffe
jamais inventer, puifqu'il guerit radicalement la maladie
que j'ay ditte en un mois ou
environ, & que fon vfage eft
fi facile & fi innocent qu'il
agit pendant le fommeil, qu'il
ne donne aucune émotion in-

commode , & qu'on pourroit
en ufer fans inconvenient
beaucoup au delà de la cure.

Pour en tirer le bon effêt
que je viens de dire : je fais
donner le premier jour au malade, une prife de l'extrait purgatif de nos Artiftes, & trois-
heures apres un boüillon , ou
un demy verre de vin blanc,
fans obferver d'ailleurs pour
ce jour , n'y même pour tout
les temps de la cure, aucun autre regime univerfel , que celuy de ne point trop charger
fon eftomach ny en dinant ny
en foupant , & d'eviter l'ufage coutumier ou exceffif, du
veau , du porc , du poiffon, de
de la patifferie , des fruits , &
des legumes.

Ie dis expres l'ufage excefsif, ou coutumier ; car en quelques rencontres, une petite quantité de ces chofes ne peut tirer à nulle confequence, sur tout en ceux qui digerent bien : on peut même sans scrupule boire du vin aux repas suivant l'habitude ordinaire, mais aux autres heures du jour, on doit preferer les eaux mineralles de sainte Reine, ou une tizanne preparée avec le polipode, & le bois de geniévre ; obfervant d'ufer feulement de l'une, ou de l'autre de ces boiffons, le deuxieme jour de la cure sans faire aucun autre remede.

Le troisiéme jour je fais reïterer le même purgatif avec le même ordre : & le quatrie-je fais donner au malade le foir en fe couchant , & au moins deux bonnes heures apres avoir foupé une tablette du Chocolat anti-venerien,& je luy fais boire incontinent apres la quatrieme partie d'un demy feptier , ou de vin de Bourgogne, ou de vin d'Efpagne , ou de vin mufcat, ou d'Hypocras ou d'eau clairette fuivant le gouft , ou felon que ces chofes fe trouvent plus commodement ou plus difficilement.

Apres cela l'ayant fait coucher dans un lit baffiné , & luy ayant humecté toute la peau, avec l'efprit de vin compofé de nos Artiftes , je luy fais mettre une bouteille pleid'eau chaude à la plante des pieds , & quelquefois encor

B b iiij

deux autres fous les aiffelles, &
l'ayant fait couvrir une fois
plus que de coutume, je le
laiffe en cét état attendre la
tranfpiration des humeurs,
qui dans les premiers jours, ne
va quelquefois guere plus loin
que la moiteur, mais qui n'eft
pas long-temps fans paffer à
une fueur copieufe.

Le cinquieme jour je repete
la même chofe, le fixieme je
reviens aux purgatifs, les fe-
ptieme & huitiéme je repete
encor ce que j'ay fais dans le
quatriéme & dans le cinquieme, enfin le neuvieme je donne de nouveau le purgatif, &
je continuë ainfi jufques à la
fin de la cure, a donner alter-
nativement deux jours du
fpecifique & un jour du pur

gatif, cette methode n'étant variée que dans quelques occasions particulieres, dans lesquelles je dois m'accomoder aux dispositions extraordinaires des personnes que je traite.

Reste à faire observer, qu'encor que ces remedes puissent guerir radicalement la maladie dont il s'agit ; elle est quelquefois accompagnée d'autres especes de maladies galantes, par exemple des ulceres & des carnosités de l'uretre , pour la guerison desquelles on doit adjoûter à la cure universelle, les remedes particuliers qui leurs conviennent ; de même que la carie des os doit être corrigée par le fer ou par le feu, suivant les regles

de la Chirurgie, étant impoſ-
ſible d'y remedier par quelque
autre moyen que ce ſoit, ny
même par la ſalivation mercu-
rielle, ſi longue & ſi violente
qu'elle puiſſe être.

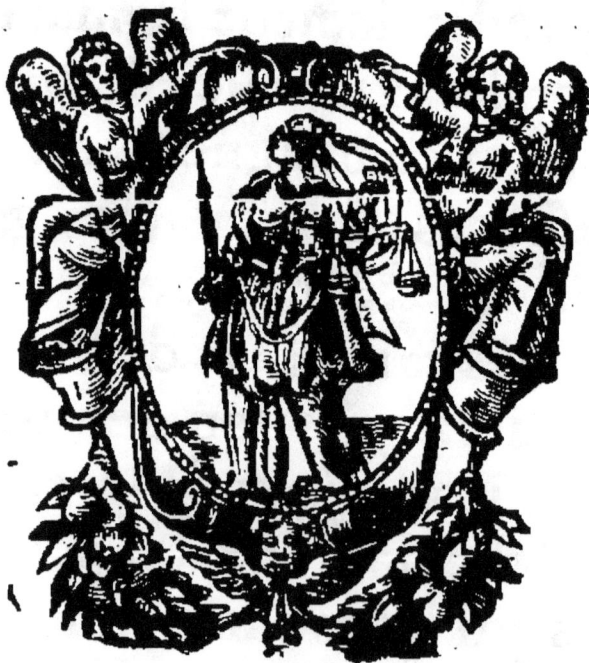

LE BON USAGE
DU THE', DU CAFFE'
ET DU CHOCOLAT.

QUATRIESME PARTIE.

ON TENANT L'EXPLICATION des Figures comprifes dans les parties precedentes, & quelques remarques fur des fingularitez de nouvelles invention relatives au mefme fujet.

CHAPITRE PREMIER.

Des Figures de la premiere partie.

POur traicter mon fujet auffi parfaitement qu'il étoit a fouhaitter, j'ay dû fup-

poser un Lecteur également
curieux & ignorant de tout
ce qui en peut faire partie, &
m'imposer la necessité de le
satisfaire sans aucune reserve , mais n'ayant pû suivre
ma resolution , sans traicter
de diverses choses, qui parai-
tront fort trivialles à un
grand nombre de personnes,
j'ay pensé que je devois m'en
expliquer d'une maniere tres
abregée, dans les traitez particuliers que je viens de donner , & en separer même l'explication des Figures , pour
ne pas fatiquer ceux qui ne
cherchent que de nouvelles
observations, ce qui a donné
lieu à cette quatriéme partie,
qui aura son utilité pour
quelques gens , & qui ne sera

point à charge aux autres.

Or dans la premiere plan-
che de la premiere partie qui
eſt à la page 11. j'ay fait repreſenter la plante du Thé,
ſeulement au nombre de deux
tiges pour ne point confondre
l'objet , étant d'ailleur facil-
le d'en imaginer tout un
champ diſpoſé comme ceux
de nos feves. On voit prés de
ces tiges un Indien qui cueille
les fueilles de Thé l'une apres
l'autre,& qui les amaſſe dans
un petit panier qui eſt à ſes
pieds, ce qui paroît dans un
trop grand éloignement, pour
avoir pû mieux repreſenter
la denteleure de ces fueilles.

Au devant du champ où ces
tiges ont été placées, j'ay fait
voir un Parquet ſur lequel eſt

un carreau, où est assis un Indien de consideration , tenant
à la main une chique de Por-
celeine remplie de Thé , en
sorte que le Poulce soutient le
dessous de la Chique, en ap-
puyant sur le cercle qui luy
sert de pied , & les doigts in-
dices &du milieu, les bords de
la Chique qui doivent étre
receus par les leures,& qui ne
sont jamais trop chauds pour
cela , ce qui fait qu'ils ne brû-
lent point les doigts , non plus
que le cercle de dessous , au
lieu qu'on ne pourroit prendre la Chique par tout autre
endroit sans se brûler, lors que
le Thé y a été mis bouillant,
outre qu'il seroit difficille de
la tenir d'une façon mieux

séante & plus commode.

Quand à la deuxieme plan-
che de la même partie étant
à la page 34. elle represente à
la premiere Figure la forme
des pots à Thé, qu'on fait
faire en Europe de la grandeur que l'on veut, de vermeil
doré, d'argent ou d'étain. La
deuxiéme fait voir un des
pots de la Chine de terre si-
zelée simple, enfin les 3. 4.
& 5. representent trois differens pots de terre la même
montez sur des lampes à
consolles de Leton doré,
ou seulement plané & bru-
ny, que j'ay inventées
pour l'ornement & pour la
commodité, ny ayant rien de
plus propre sur des cabinets
& sur des cheminées, & le Thé

pouvant être fait tres agreablement sur la table même où
l'on mange, ou en tout autre
endroit que l'on veut, au
moyen d'une meche imbibée
d'Esprit de vin, qu'on met
dans la fiole de la lampe.

CHAPITRE II.

Des figures de la seconde Partie.

3 LA planche qui est à la
page 86. represente la
tige de la plante du Caffé,
encore chargé de son fruit
entier, au bas de laquelle j'ay
encore fait representer la
graine depoüillée de son écof-
fe, & divisée par fêves distin-
ctes, à la diference de celles
qui sont encore dans leurs

écoffes ; car elles y font au nombre de deux , jointes du côté où eft une efpece de fente ; & où elles ont une forte de face applattie , au moyen de laquelle êtant jointes , & renfermées dans leurs écof-fes , elles ont la forme qu'on voit en regardant la tige.

Je dois dire icy par occa-fion que pendant l'impreffion de ce livre , le prix du Caffé en graine s'eft tellement aug-menté , qu'il s'eft vendu en gros jufqu'a trente cinq fols la livre , en forte qu'il fe vendra pendant le cours de l'Hiver prochain , au moins quarante fols , & par confe-quent un écu en poudre , fur quoy même les Marchands fidels , ne pourront trou-

qu'un tres mediocre profit.

La deuxiéme planche qui est à la page 149. fait voir à la premiere figure, une caffetiere montée fur un fourneau qui luy eft approprié, & au moyen duquel on prepare le Caffé à la vapeur de l'Efprit de vin, le fourneau ayant dans fon fond une lampe a trois meches qu'on voit à la deuxiéme figure, & dans laquelle on met l'Efprit de vin, pour fervir à l'entretien de la flamme des meches.

La troifiéme figure reprefente un éteignoir qu'on met fur la lampe, pour éteindre les méches lors que le Caffé eft preparé.

Ces fortes de Caffetieres à fourneaux peuvent être de

quelque utilité , mais il s'y
trouve neanmoins beaucoup
de chofes à redire, car en premier lieu elles ne peuvent être
portées fans quelque incommodité, par cette raifon qu'elles ont trop de volume, & que
la Caffetiere fe fepare trop facilement d'avec le fourneau.
En deuxiéme lieu. parce que
les trois mêches font un fi
grand feu, que tres fouvent il
fond la foudeure & l'étamure
même du fer blanc. Et en
troifiéme lieu, parce que le
reftant de l'efprit de vin ne
peut être laiffé dans la lampe
fans être répandu , & que
neanmoins il n'en peut être
retiré pour eftre mis dans un
autre vaiffeau fans peine &
fans embarras.

Cc ij

Ces confiderations m'ont porté à inventer la Caffetiere por-
traive qui eft figur'ée à la page
151. & qui eft d'autant plus com
mode, qu'étant fermée comme
on la voit à la premiere figure
de la planche, elle n'a au plus
que quatre pouces de haut &
deux de diamettre ; quoy
que dans cét état elle
comprenne le fourneau, la
lampe, l'efprit de vin, le vafe
à faire la boiffon, la poudre
de Caffé, le Sucre, la cuillere,
un fufil, une bougie, deux
taffes & deux foucoupes, ce
qui n'auroit pû être reprefenté par parcelles, mais j'ay crû
que je devois du moins faire
reprefenter cette caffetiere,
telle qu'elle eft difpofée lors
qu'on prepare le Caffé, &

c'eſt ce qu'on voit a la deuxiéme Figure, en laquelle j'ay
fait paroître le manche ouvert
c'eſt à dire en état de ſervir,
au lieu que dans la premiere
il eſt ployé d'une maniere
propre, à ne pas empêcher que
la machine ne ſoit miſe commodement dans la poche.

Il eſt à remarquer que la
Lampe eſt tellement diſpoſée
quelle contient l'Eſprit de vin,
ſans qu'il s'en puiſſe repen-
dre une ſeule goute dans quelque agitation que ce ſoit.

Nos Artiſtes ont de ces
machines de differentes Eſtof-
fes, entre leſquelles il y en a
d'un prix modique, mais qui
ne laiſſent pas d'eſtre tres
propres.

Au ſurplus j'ay dit que

cette Caffetiére n'étoit qu'u-
ne legere idée d'une nouvelle machine beaucoup plus
complette, & en effet on n'aura pas de peine à en demeurer
d'accord, lors qu'on aura leu
ce que nos Artistes en ont dit
dans la liste de leurs Marchan-
dises , qu'ils m'ont prié de
placer à la fin de ce Livre.

Quand à la Planche qui
est à la page 155. outre qu'elle exprime suffisamment ce
dont il s'agit, elle est prece-
dée en quelque sorte de son
explication , à cause de ce
qu'on a dû dire en cet endroit,
touchant la Caffetiére repre-
sentée par la premiere figure.

Il en est presque de même
de la figure qui est à la page 162. car tout ce que j'en

puis dire icy, eſt que le corps
de ce Fourneau eſt de terre
cuitte, & que le deſſus peut
être de la matiere même des
Caffetieres, c'eſt-à-dire de
cuivre ou d'argent; car quand
à la Lampe ſa forme eſt aſſez
indifferente pourvû qu'elle
ait trois mêches, qui répon-
dent chacune vers le milieu
du fond de chaque Caffe-
tiere.

Pour ce qui eſt de la Planche qui eſt à la page 168. je
dois dire que la premiere Figure repreſente un cabaret à
Caffé, qui ne ſçauroit être
bien ſeant ſans être d'argent,
& que celuy de la deuxiéme
figure, eſt ordinairement de
veritable lachinage; mais que
néanmoins nos Ebeniſtes en

font de façon de la Chine, qui ne laissent pas d'être tres propres & tres honnestes, & qui font comme les veritables Chinois, ou carrez, comme celuy dont je parle, ou Octogones, ou ronds, ou de diverses autres formes.

CHAPITRE III.

Des figures de la troisiéme partie.

EN parcourant le traité du Chocolat, qui fait le sujet de la troisiéme partie de cét Ouvrage ; on trouve à la page 203. une Figure qui represente le Cacavifere avec son fruit entier ; mais qui ne demande pour explication, que ce qui en a esté dit dans le Chapitre

chapitre deuxiéme de cette même partie, où il eſt particulierement traité du Cacao, c'eſt à dire des amandes renfermées dans ce fruit, & qui ſont la matiere principale du Chocolat.

Il en eſt ainſi de la figure qui eſt à la page 205. & qui repreſente les diverſes eſpeces de Cacao, car elle eſt immediatement ſuivie d'une ſuffiſante explication.

Quand à la figure qui eſt à la page 247. & qui repreſente un homme faiſant la pâte de Chocolat, il faut obſerver que les pieds qui ſoûtiennent la pierre, doivent être de fer, & qu'ils doivent faire corps avec le chaſſis de même matiere qui eſt marqué A & qui tient

tout le carré de la pierre dans
le milieu de fon épaiffeur,
ce qui fert beaucoup à la
conferver, empêchant même
qu'elle ne foit s'y facilement
fenduë par la chaleur, au
refte la chaufrette marquée
B, peut être de terre ou de
fer, mais quand on fait le
Chocolat fur un plancher de
bois, il eft mieux qu'elle foit
de terre, quoy qu'étant de
fer on pourroit mettre une
tuile au deffous. Il eft à remarquer qu'elle doit être
mife fous la pierre, une
heure au moins avant que
de commencer le travail, afin
quelle foit chaude quand on
y mettra le Cacao, mais avec
cette obfervation, qu'il ne
faut d'abord qu'un brafier

peu ardent pour mieux conferver la pierre, qu'une chaleur trop forte & trop fubite
ne manqueroit pas de caffer.

Refte à dire que les deux ex-
tremitez du rouleau font beaucoup plus menuës que fon milieu, qui doit avoir au moins la
groffeur d'une forte torche,
& qui doit être limé & poly, &
enfin que ces mefmes extremi-
tez reçoivent en forme d'Ef-
fieux deux poignées de bois,
qui facilitent beaucoup le
mouvement qui doit être donné au rouleau pour écrafer
le Cacao & le Sucre, & pour
incorporer tous les ingrediens
de la pâte.

Je viens maintenant au
preffoir qui eft reprefenté à la
page 253. & dans la forme du-

quel on doit remarquer son
écroüe marqué A, à l'extremité superieure duquel est le
travers qui sert à le tourner;
pour ce qui est de son extremité inferieure, elle est jointe au
carré ou table de bois qui sert
à presser également la feüille
de dessus, celle de dessous é-
tant appuyée sur le fond du
pressoir, ainsi qu'on peut l'i-
maginer.

Il est à remarquer que par
l'usage de ce pressoir, non seulement on tire la graisse surabondante du Cacao, à l'ayde
du papier gris qui s'en imbibe,
mais on consume même par la
chaleur, les parties musilagineuses qui le rendent relachant & affoiblissant.

Aprés tout n'ayant rien à

dire fur les Moulinets qui font figurez à la page 274. & où leurs differentes formes font affez clairement exprimées, je finirois cette troifiéme partie, fi pour fatisfaire à la curiofité de quelques perfonnes, je ne me trouvois obligé à déduire dans le Chapitre fuivant, les Marchandifes à la difpenfation defquelles nos Artiftes font particuliérement occupez.

CHAPITRE IV.

Des Marchandifes qui font actuel-lement difpenfées par les Artiftes du Laboratoire Royal des qua-tre Nations.

A l'occafion des exercices que j'ay l'honneur de diriger sous les ordres de Monsieur le premier Medecin du Roy, concernant la recherche & Verification des nouvelles découvertes de Medecine, les Artistes que j'employe à cét effet s'occupent encore autant utilement pour le public que pour eux-mêmes, à la dispensation des Remédes, Instrumens & Machines, dont on va voir le dénombrement.

La Teinture cordiale ou Or potable, & la poudre Diaphoretique d'or.

La Pierre infernale, la Teinture & le ¡Vitriol de Lune, ou Argent.

Le Sel, les fleurs & le Magistere de Zink, d'Etain & de Bismuth, ou Estain de glace.

Le Sel, le Magistere, le Baume & l'Esprit ardent de Saturne ou plomb.

Les Cristaux & l'Esprit de Venus, ou Cuivre.

Le Crocus astringent, le Crocus aperitif, la Teinture, l'Extrait & le Sel de Mars, Fer ou Acier.

Le Sublimé doux, le Precipité blanc, le Precipité rouge, le Precipité jaune ou Turbit mineral, & l'Huile de Mercure ou argent vif, & generalement toutes les preparations Chimiques des Metaux & Marcasites.

Le Regule, le Soulfre doré, le Crocus, le Verre, le Diaphoretique, les Fleurs, le Cinabre, l'Algaroth, le Bezoard, & l'Huile ou Beure d'Antimoine.

Le Magistere, le Sel & la Teinture de Corail.

Le Cristal mineral, le Sel Policreste, l'Eau forte, l'Esprit & le Sel Alkali du Nitre ou Salpestre.

L'eau Regale, les fleurs, l'Esprit volatile & l'Esprit fixe de Sel armoniac.

L'Eau Stiptique, la Pierre Medicamenteuse, le Gilla, le Sel & l'Esprit de Vitriol.

L'Eau & l'Esprit d'alun.

Les Fleurs, le Baume, le Sel, le Magistere & l'Esprit de Souphre.

L'Huile & le Sel volatile de succinum, Karabé ou Ambre jaune.

L'Essence d'ambre-gris, l'Huile de Briques ou des Philosophes, l'Esprit de Sel, & ge-

neralement toutes les preparations Philofophiques, concernant les Sels Mineraux & les
Bitumes.

La Refine de Jalap, la Refine de Scammonée, l'Extrait
d'aloës & l'extrait de Rhu-
barbe.

L'Huile & le Sel de Gayac.

L'Effence & l'Eau diftillée
de Canelle.

La Teinture, l'Extrait & le
Sel de Quinquina.

L'Effence de Gerofles, l'Huile de Mufcades, les Fleurs de
Storax, l'Huile de Mirrhe,
l'Huile & les fleurs de Benjoin.

L'Eau de Vie rectifiée, l'Eau
de Vie Theriacale. l'Efprit de
Vin rectifié , l'Efprit de Vin
Tartarifé, & l'Efprit de Vin
Camphoré.

L'Esprit de Sucre, le Vinaigre distilé, & l'Eau rouge de la Reine d'Hongrie ou Esprit de Vin composé.

L'Excellente Eau de la Reine d'Hongrie de Montpellier, & celle qui est preparée publiquement avec l'Esprit de Vin rectifié & les pures fleurs de Rosmarin.

L'Eau de Cordouë , l'Eau de fleurs d'Oranges, l'Eau de millefleurs, l'Eau d'Anges, & le Lait virginal.

La Cresme, la Teinture, le Magistere, le Sel Volatile & le Sel Emetique de Tartre.

Les Pierres à Cauteres.

Le Laudanum ou extrait d'Opium.

L'Huile & le Sel de Tabac.

L'Huile & l'Esprit de Therebentine.

L'Huile de Camphre.

L'Huile & l'Esprit de gomme Ammoniac.

Le Sel & l'Eau distilée d'Ozeille, d'Absinthe, de Cochlearia, de Cresson, de Melisse, de Mirthe, de Roses, de Lavande, de Courges, de Melons, de Citrons, de Fraises, de Noix, de Pissenly, d'Aigremoine, de Menthe, de Serpolet, de Scordium, d'Alkequange, de Veronique, de Chelidoine, de Laituës, de Fenoüil, de Pavots, de Primevere, d'Argentine, de Nenuphar, de Chicorée, de Reyne des prez, de Tilleüil, de Cerfeüil, de Pourpier, de Melilot, de Bourache, de Rhuë, de Quintefeüille, de Muguet, de Centaurée, de Scabieuse, de Scorçonnere, d'Houblon, d'Armoise, de Sabine, de Rosmarin, de Geniévre, de Persicaire, de Lis, de Sureau, de Thim, de Sauge, de Consolides, de Parietaire, de Soucy, de Fume-terre, de Buglosse, de Plantain de Chardon beny, de Mille-pertuis, &c.

L'Essence, de Rosmarin, de Sabine, de Rhuë, de Sauge, de Sariette, d'Anis, de Fenoüil, de Fleurs d'Oranges, de Jasmin, de Tubereuses, de Ge-niévre, &c. Et generalement toutes les preparations Spagi-riques qu se font sur les diver-ses parties des plantes.

La Poudre, l'Axunge, l'Es-prit Sudorifique & le Sel vôla-tile de Viperes.

L'Esprit & le Sel volatile de Crapaux, de Corne de Cerf & d'urine.

Les Eaux diſtillées de Teſte de Cerf, & de Sperme de Grenoüilles.

L'Eſprit de Miel, l'Huile de Cire, & generalement les Remedes qui ſe tirent des animaux entiers ou de leurs parties.

L'eau de pluye, l'eau de neige, l'Eau de roſée de Māy, & generallement les Eaux qui ſe tirent des Méteores.

Le Sirop d'œillets, le Sirop de Grenades, le Sirop de Corail, le Sirop de Canelle, le Sirop Magiſtral, le Sirop de Kermes, le Sirop de Fleurs d'Oranges.

Le Sirop de Capillaires de Paris, de Montpellier & de Canada.

Les Tablettes de Guymauves, & les Tablettes d'Acier.

La conferve de Rofes, la conferve de fleurs d'Oranges, la
conferve de Violertes, la conferve d'Ache , & la conferve
de Kinorhodon ou Grattecul.

La Confection d'Hyacinthe
& la Confection d'Alkermes,
fimples ou ambrées.

Les Pillules perpetuelles,
les Pilules d'aloës, Ante cibum
ou de Franfort, les Pilules de
Mercure & les Pilules Catho-
liques.

Le Sucre d'Orge & les Sucs
de Reglifle, de Blois & d'Alen-
çon.

L'Orvietan Original d'I-
talie, & la Theriaque de Paris, de Venife & de Montpelier.

Les Trochifques, les Hui-
les, les Baumes, les Emplaftres,
les Ceroüennes , les Onguents

les Cerats, & generalement tous les Remedes de la Pharmacie ordinaire.

Le Sirop de Vanilles qui se met dans le Chocolat en place de Sucre pour en augmenter l'agrément, & qui est d'un effet merveilleux dans les rhumes & dans les fluxions de poitrine.

Le Sirop de Caffé qui se met pareillement dans le Caffé, pour en augmenter l'agrément & les vertus.

Le Sirop de Thé simple, dont ont fait le mesme usage à l'égard de la boisson de Thé, & le Sirop de Thé Febrifuge, qui guerit en tres peu de jours & de prises, toutes les especes de Fiévres d'accez.

Les Remedes du Roy communiquez par feu Monsieur le Prieur de Cabriere, & divers autres remedes experimentez pour la guerison des Hernies ou Descentes.

L'Eau, les grains & les parfums Hysteriques, & divers autres Specifiques contre les Vapeurs, les Suffocations, les Retentions, les pertes blanches, & les autres maladies de la Matrice.

Le Chocolat degraissé, le Caffé Volatile, & le Thé en conserve.

Le Baume blanc de Judée.

Le Verjus & le Fiel de Bœuf preparez.

La Pâte d'Amande, la Crême de Perles, l'Eau de Secondine, l'Eau de Fraises, l'Eau & la Pomade Cosmetique, & diverses

ſes autres preparations pour corriger le vices de la peau, du Viſage & des mains.

Le Baume Apopleċtique ou Parfum d'Angleterre.

L'Eſſence Vegetale, & divers autres remedes pour arreſter la douleur & la Carie des dents.

L'Opiatte de Corail, la Pomade rouge, & divers autres remedes pour les vices des Dents & des Lévres.

Le Baume vert de Monſieur de Blegny, l'Eau Phagedenique, le Baume du Perou, l'Eau d'Arquebuſades, le Colire de Lanfranc, & pluſieurs autres Topiques tres efficaces, pour Cicatriſer les playes & les Ulceres.

L'Eau Ophtalmique, l'Onguent oculaire, la Tutie preparée, & divers autres remedes côtre les maladies des yeux.

L'Opiate Antivenerien, les Bougies, l'Injection amortissante, l'Onguent Cicatrisatif, & generalement les plus promts, les plus faciles & les plus assurez Specifiques contre les Maladies Veneriennes.

L'Huile de Palmes, & l'Emplastre contre les douleurs des Rhumatismes & de la Goutte.

La Pomade contre les Hemorrhoïdes.

L'Onguent infaillible contre la Teigne.

Les Grains purificatifs du sang.

La Poudre Cephalique, l'Opiate vomitive, & divers autres Remedes contre la Migraine, & toutes autres douleurs de teste.

Les Caſſolettes Royales à Lampe & à Girandolles, ſer-vant à parfumer & à des-in-fecter les Chambres pour le plaiſir & pour la ſanté, tres commodement & à tres peu de frais, ſans aucune aparence de fumée, la vapeur qui s'en exhale étant imperceptible.

Le Lait Virginal d'Ama-rante, qui fortifie le Cœur & le Cerveau, & qui reſiſte à l'air infecté qui cauſe la peſte, la petite verolle, la diſſenterie & les autres maladies populaires & contagieuſes, en la recevant en vapeur par la reſpiration, au moyen des CaſſolettesRoyales.

Les Sels de Thé, de Caffé & de Cacao.

Le Cachou Ambré, & les Paſtilles d'Eſpagne pour la

bouche & pour les Parfums.

Toutes les especes de pots à Thé, de Caffetieres & de chocolatieres, nouvellement inven. tées par Monsieur de Blegny, pour preparer tres utilement le Thé, le Caffé & le Chocolat. avec le Livre nouvellement Imprimé par Privilege du Roy, qui enseigne le bon usage qu'on doit faire de ces boisses, & des utenciles qui servent à les preparer.

Le Thé de la Chine, la Fleur de Thé du Japon, & les Vanilles de Guatimala.

L'Ambre, le Musc & la Civette de la meilleure qualité.

Toutes sortes de Vases de Porcelaines, de Cristal, de racines & de bois veinez, pour prendre les Sirops & les autres boiſſons cy-devant ſpecifiées.

Diverſes pierres Medicamen-teuſes pour preparer en tous lieux & à peu de frais, toutes ſortes d'Eaux minerales artifi-cielles.

L'Eau digeſtive qui fortifie le cœur & l'Eſtomach, & qui rectifie les vices de la digeſtion.

Les Eaux diſtillées de Thé & de Caffé.

La Machine admirable nou-vellement inventée par Mon-ſieur de Blegny, qui n'eſt qu'auſſi grande & preſque auſſi peſante qu'une mediocre mar-mite, & dans laquelle nean-moins on peut preparer toutes ſortes d'alimens & de ragouſts, rôty, boüilly, friture, grillades, patiſſeries, &c. auſſi bien que toutes ſortes de remedes, même

les plus difficiles & les plus la-
borieux de la Chimie, sans
bois ny charbon, sans sujet-
tion ny embarras quelconques,
à feu toûjours égal, en moins
de temps & à moins de dépens
que toutes les operations &
preparations qui se font à l'ordinaire ; servant en outre à
rôtir la graine & à preparer
la boisson de Caffé, sans per-
mettre la dissipation d'aucune de ses parties volatilles, &
rôtir & degraisser le Cacao
pour la preparation du Chocolat : en un mot à tout ce qui
peut demander du feu.

Le Tresor d'Esculape qui
n'occupe que la quatriéme partie d'une poche ordinaire, &
qui contient diverses boëtes &
fioles, où sont renfermez tous

les Remedes qui peuvent fervir aux occasions preffantes &
fubites ; ce qui eft d'une tres-
grande utilité aux perfonnes
fujettes aux vapeurs, à celles
qui font menacées d'Apoplexie
ou d'autres maladies promptes
& mortelles, à celles qui ont
quelque lieu de craindre les
venins ou poifons, & particulierement à celles qu'une ar-
dente charité conduit dans les
prifons & dans les maifons des
pauvres infirmes.

L'Orvietan Catholique, ou
antidote univerfel qui ne coute
prefque rien , & qui furvient
à toutes les maladies des pauvres gens & de leurs beftiaux.

L'Huile de Nicotianne & divers autres Specifiques contre
la fourdité & le tintement d'O-
reilles.

La Pomade Hemorrhoydale & divers autres topiques pour refoudre & pour adoucir les Hemorrhoïdes.

Les Bandages de la Manufacture Royale, à reffort brifez & à vis, montez fuivant les obfervations de Monfieur de Blegny qui en eft l'Inventeur, pour affurer la guerifon des Hernies ou Defcentes curables, & pour retenir les plus gliffantes & les plus fortes, dans tous les differens mouvemens du corps.

Les Bandages & les Peffaires qui arreftent toutes efpeces de Defcentes de Matrice.

La Poudre Cornachine, la Poudre Hydragogue, & plufieurs autres Specifiques finguliers contre les Hidropifies curables.   Les

Les Dragées purgatives &
les Maſpains purgatifs.

Le Corail & les Yeux d'E-
creviſſes preparez.

L'Eau d'Ognon, l'Eau de
Bellegarde, l'Eau Imperiale,
& les autres compoſitions plus
efficaces contre le gravier, les
pierres, les glaires, & generalement ce qui cauſe les coliques Nephretiques.

Le Diabotanum, & divers
autres Emplâtres pour reſou-
dre & diſſiper les Loupes.

Les Beſicles à reſſort pour
redreſſer les yeux bigles, & les
autres Inſtrumens, Machines
& Remedes Specifiques, pour
la preſervation & pour la gueriſon de toutes les eſpeces de
maladies curables, qui ont été
examinez & approuvez par

F f

les premiers & plus fameux
Medecins & Chirurgiens de
la Cour & de Paris ; ainsi qu'il
est justifié par les approbations
authentiques qu'ils ont accor-
dées à Monsieur de Blegny, &
qui sont incerées à l'entrée de
ses Livres , dont le Catalogue
ensuit.

L'Art de guerir les Mala-
dies Veneriennes , expliqué
par les principes de la Nature
& des Méchaniques. 3. Vo-
lumes in 12. qui se vendent
4 l. 10. s.

Les Recueils des Journaux
de Medecine, contenant toutes les nouvelles découvertes
des Medecins & Artistes de
ce siécle. 3. Vol. in 12.   6. l.

Le Remede Anglois, pu-

blié par ordre du Roy, avec
les obſervations de Monſieur
le premier Medecin de ſa Ma-
jeſté, 1.Vol, in 12.   1. L.

La Doctrine des Rapports
de Chirurgie , fondée ſur
les Maximes d'uſage, & ſur la
diſpoſition des Nouvelles Or-
donnances.   1. Vol. in 12.
1. L. 10. ſ.

Les Obſervations qui ont
eſté faites ſur les Aſtres depuis l'Invention des Lunettes
d'approche, avec les utilitez
qu'on en peut tirer pour la
pratique de la Medecine.
1. l. 10. ſ.

Diſſertation ſur un Re-
mede qui guerit la Maladie
Venerienne promptement, ſu-
rement & facilement.   15. ſ.

L'Hiſtoire Anatomique d'un

Enfant qui a esté 25. ans dans
le ventre de sa mere, avec des
des Refléxions qui en expliquent tous les Phœnomenes.
10. sols.

L'Art de guerir les Hernies
ou Descentes, avec la cons-
truction l'usage & les utilitez
des Bandages à ressort inven-
tez par l'Autheur, un volu-
me in 12.   1 l. 10 s.

Et quelques autres aussi
curieux.

Au reste presumant que les
Curieux seront bien aise de
trouver icy une plus ample
description des Cassolettes
Royales, que ce qui vient
d'en être dit, j'ay crû qu'on
trouveroit icy avec plaisir,
les reigles que j'ay données

pour le bon usage qu'on en doit faire.

CHAPITRE V.

Des Cassolettes Royales, nouvellement inventées par l'Autheur.

PEndant tout le cours de la vie humaine, les actions naturelles causent également la dissipation des substances spirituelles & corporelles, dont la reparation doit être continuelle dans chaque personne pour sa conservation. Les substances spirituelles sont reparées par l'air que nous respirons, & les corporelles par toutes les sortes d'alimens liquides & solides que

nous recevons par la bouche,
& que nous comprenons sous
le terme general de nourriture ; mais tout de même que
l'usage des mauvais alimens
nous determine à toutes especes de maladies , de même
aussi un air impregné de particules impures & contraires
à nôtre constitution , ne tend
que trop efficacement à la destruction de nôtre santé : c'est
pourquoy lors que nous sommes libres sur le choix des
alimens , nous preferons naturellement les plus sains & les
plus conformes à nôtre temperamment , & lors que nous
sommes abstraints à la necessité d'user sans distinction de
ceux qui nous font le plus contraires , nous nous efforçons

par differens moyens d'en corriger les plus méchantes qualités. La même chose se pratique à l'égard de l'air. On choi-
sit le meilleur quand on peut.
On corrige le mauvais autant
qu'il est possible, & il est tres
raisonnable d'en user ainsi ;
mais les moyens qui ont été
pratiqués jusques icy pour
cette rectification, sembloient
demander quelque rafinement
pour une juste œconomie &
pour une plus grande uti-
lité.

C'est pourquoy ayant été
penetré par les remontrances
de nos Artistes. Je me suis attaché à ce rafinement avec
tant de succez, que j'ay inventé un tres agreable moyen
pour parfumer les chambres

dans tous les differends be-
soins qu'on en peut avoir, &
cela si commodement & à si
peu de frais, qu'il seroit difficile de donner au public
une invention plus avanta-
geuse.

Ce moyen est une petite lampe tres propre, ayant deux petites consoles qui soutiennent
un globule de cristal, dont
l'embouchure forme un tuyau
tres delicat, un peu courbé
dans son milieu en forme d'an-
gle mousse. La petitesse de ce
globule n'empêche pas qu'il
ne contienne une quantité
considerable de liqueur à cause de sa forme ronde. C'est
dans sa capacité que doit être
contenuë la liqueur qu'on
veut reduire en vapeur pour

parfumer les chambres , & il
fuffit pour qu'elle y entre ,
qu'on chauffe un peu le globule, & qu'on mette enfuite
le bec dans la liqueur qu'on
y veut infinuër , car elle y eft
attirée naturellement par la
chaleur & par le vuide ; alors
ayant placé le globule fur le
cercle qui eft foûtenu par les
deux confoles, & mis dans la
lampe qui eft au deffous, un
peu d'efprit de vin & une petite mêche de coton, on allu-
me cette mêche , qui fans fe
confommer fait une petite
flamme tres agreable , au
moyen de laquelle le globule
étant échauffé , la liqueur
boüillonne & s'exhale par le
petit tuyau, d'où refulte une
vapeur continuelle , qui eft

presque imperceptible, & qui
ne laisse pas de parfumer toute la chambre.

On peut placer cette lampe
en tel endroit de la chambre
qu'on veut, du moins si on en
excepte le dessous de la che-
minée, par le tuyau de laquelle
la vapeur s'exhaleroit. On
peut même le cacher dans un
recoin ou derriere un pilastre
d'alcove, observant seulement
que plus il est bas placé, plus
l'air de la chambre se trouve
également parfumé, le propre
de la vapeur étant de monter.
On peut aussi dans un même
lieu en mettre deux ou tel autre nombre que l'on veut, selon qu'il doit être plus ou
moins parfumé, quoy qu'un
seul soit suffisant, pour ôter

toute la mauvaise odeur d'une grande chambre , & pour la remplir du parfum dont on a fait choix.

Il est à remarquer, qu'en emplissant seulement les deux tiers du globule de quelque liqueur odoriferante que ce soit, elle ne se trouve qu'à peine dissipée en l'espace d'une heure , pendant lequel il ne s'use qu'à peine pour trois deniers d'esprit de vin , si bien que la liqueur odoriferante ne pouvant valoir qu'à peu prés autant , il arrive que pendant tout le temps qu'une Dame peut être à sa toilette , sa chambre est tres-agreablement parfumée, seulement en faisant au plus un sol de depense.

Ce qu'il y a en cela de commode, est qu'on n'a pas la su-
jettion d'observer la consommation de la liqueur, pour se
mettre en peine d'éteindre la
Lampe lors que la globule pa-
roit vuide ; car bien qu'il soit
tres mince, j'ay trouvé le moyen de le rendre propre à resister au feu sans contenir aucune liqueur, pendant tout le
temps que l'on veut.

Ces parfums ont encore cela
de plaisant, qu'on en peut faire placer autant qu'on veut
sur les branches des lustres de
crystal, ou de toutes autres especes de Girandolles & de
chandeliers à plaques, pour
parfumer les salles & les chambres, lors des bals, des balets,
ou des autres fêtes galantes,

car les lampes de ces Caffo-
lettes font du moins un auffi
agreable effet que les bougies; outre qu'on peut y en
mettre un tres grand nombre,
fans craindre qu'il faffe à
beaucoup prés tant de fumée,
que la moindre paftille mife
dans une Caffolette commune, ou que la moindre quantité d'eau odoriferante mife
fur une pelle chaude, qui font
les deux façons ordinaires de
parfumer les chambres, & qui
fôt l'une & l'autre deffectueu-
fes en cela, qu'elles confom-
ment beaucoup de matiere en
peu de temps, & qu'il en exhale une vapeur fi épaiffe, qu'il
ne fe peut qu'elle n'apporte un
grand dommage aux lits, aux
tapifferies & autres meubles.

Au surplus lorsqu'il ne s'agit que du plaisir, on peut faire choix du parfum qu'on ayme le mieux, la pastille même, & les autres parfums solides pouvant à cét effet être dissous dans de l'esprit de vin, ou dans telle autre liqueur que l'on veut ; mais sans cela on a assez d'autres liqueurs odoriferantes, par exemple l'eau-rose commune, l'eau de roses muscades, l'eau de mille fleurs, l'eau de fleurs d'oranges, l'eau de Cordouë, l'eau d'Ange, &c. qui donnent un parfum tres agreable, aussi bien que le lait virginal de Benjoin, & la liqueur qui se trouve dans ces especes de pots pourris, qui sont composés avec les fleurs les plus odoriferantes.

Outre ces liqueurs, le lait virginal d'Amarante que je fais preparer en nôtre Laboratoire, est d'une odeur tres suave & tres salubre, ayant la proprieté de fortifier le cerveau & le cœur, & de resister puissamment à toutes especes de mauvais air ; c'est pourquoy il doit être preferé à toute autre liqueur odoriferante, lors qu'en temps de peste, de pourpre, de petite verole, de dissenterie & de toute autre espece de maladies contagieuses, il s'agit de rectifier un air malin & veneneux, & de s'opposer à son insinuation dans la masse du sang.

Il y a encore beaucoup d'autres indispositions dans lesquelles on peut tirer un tres

grand secours de ces Cassolettes, en mettant dans les globu-
les certaines liqueurs conve-
nables, car ces liqueurs étant
receuës en fumée par la res-
piration, elles s'insinuent directement dans les poulmons,
d'où elles sont incontinant
portées au cœur, & ensuite
dans les vaisseaux sanguinai-
res sans rien perdre de leur
vertu, ce qui les rend plus efficaces que si elles avoient été
prises par la bouche, puisqu'elles ne sçauroient soûtenir les digestions & les filtra-
tions qui se font dans les
voyes de la nourriture, sans
être considerablement alte-
rées: c'est pourquoy lors qu'on
voudra resister à un assoupis-
sement incommode sans user
de

de Thé n'y de Caffé, on pourra mettre dans le globule l'eau distillée de l'une ou de l'autre de ces boissons, de même que pour corriger une insomnie on y pourra mettre l'eau de pavot.

L'eau de serpolet servira pour arrêter & pour digerer les Rhûmes & catharres. L'oxicrat fait avec l'eau-rose & le vinaigre de saturne, sera employé pour temperer les fiévres ardentes & continuës. L'eau rouge de la Reine d'Hongrie arrêtera tres souvent les fiévres intermittantes. L'eau styptique sera d'un grand effet contre les hemorragies du nez, contre les expectorations sanglantes, & contre les pertes de sang de la

matrice. L'eau de muguet servira beaucoup dans la migraine. L'eau hysterique de nôtre
Laboratoire abaissera presque toutes les especes de vapeurs dans les deux sexes.
Nôtre eau de vie Theriacale
sera un grand remede contre
les défaillances & contre les
palpitations de cœur. L'eau
de limaçons aidera aux fonctions du foye. Les esprits de
cochlearia & de cresson resi-
steront puissamment à la ma-
lignité du scorbut, & détrui-
ront efficacement, toutes especes de dispositions mélancoliques & hypocondriaques.
L'eau d'oignons mêlée avec
un peu d'esprit de Therebentine, appaisera presque toûjours la colique nephretique,

& pouſſera par les urines le gravier des reins, des ureter-res & de la veſſie. Les regles retenuës pourront être provo-quées par la feule vapeur de certaines Eaux aux femmes & filles dont on ſera afsûré. Les-pertes blanches feront fouvent abforbées par les ef-prits de *fuccinum* & de There-bentine mêlés en portion éga-le. L'eau alumineuſe abrege-ra de beaucoup l'accés de la goutte ; enfin les Medecins pourront aifément pourvoir par ce moyen, à une infinité d'autres maladies fimples & compliquées , par la vapeur d'une infinité d'autres efpeces de liqueurs, qu'ils pourront prefcrire au befoin , fuivant les regles de l'Art, au moyen dequoy ils auront le plaisir de les guerir pour la plûpart, sans exciter les degoûts, les horreurs & les troubles, qu'on ne fait que trop souvent ressentir à la nature, en donnant par la bouche les remedes qui sont de l'usage ordinaire, ce qui n'interrompt que trop souvent les mouvemens salubres qui tendent à la guerison.

Au reste on doit dire que ces Cassolettes ont été si agreablement receuës du Roy & de toute la Cour, quelles ont merité a juste tiltre le surnom de Royales, que j'ay crû leur devoir donner.

F I N.

TABLE
DES CHAPITRES
contenus dans ce traité du Thé, du Caffé, & du Chocolat.

TABLE.

SECONDE PARTIE,

Traitant de la nature, des proprietés, & du bon usage du Caffé.

TROISIEME PARTIE,
Traitant de la nature, des proprietés, & du bon usage
du Chocolat.

TABLE.

QUATRIEME PARTIE,

Contenant l'explication des Figures, comprises dans les parties precedentes, & quelques remarques sur des singularitez de nouvelle invention, relatives au même sujet.

Fin de la Table.

www.ingramcontent.com/pod-product-compliance
Lightning Source LLC
Chambersburg PA
CBHW061116220326
41599CB00024B/4062